浙江省社科规划课题重点项目成果

健康中国视域下全科医学教育体系创新及推进路径研究（22NDJC021Z）

健康中国视域下全科医学教育体系创新研究

Research on Innovation System of General Practice Education from Perspective of Health China

李雨蕙◎著

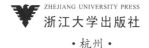

ZHEJIANG UNIVERSITY PRESS
浙江大学出版社

·杭州·

图书在版编目（CIP）数据

健康中国视域下全科医学教育体系创新研究 / 李雨
蕙著. -- 杭州：浙江大学出版社，2024.5
ISBN 978-7-308-24931-7

Ⅰ.①健… Ⅱ.①李… Ⅲ.①全科医学—研究 Ⅳ.
①R4

中国国家版本馆CIP数据核字（2024）第092735号

健康中国视域下全科医学教育体系创新研究

李雨蕙　著

责任编辑	殷晓彤
责任校对	张凌静
装帧设计	杭州浙信文化传播有限公司
出版发行	浙江大学出版社
	（杭州天目山路148号　邮政编码：310007）
	（网址：http://www.zjupress.com）
排　　版	浙江大千时代文化传媒有限公司
印　　刷	杭州钱江彩色印务有限公司
开　　本	710mm×1000mm　1/16
印　　张	14.25
字　　数	265千
版 印 次	2024年5月第1版　2024年5月第1次印刷
书　　号	ISBN 978-7-308-24931-7
定　　价	68.00元

前　言

　　健康是人类生命机制得以正常运转的必要条件，只有好好维护，合理地开发和利用之，生命的质量才能经得住现实的诊断。历经世纪更迭的医学实践告诉我们，健康已经从维护生存格局的狭隘诠释延展至完善生命、提高生命质量和丰满生活布局的广义内涵。正确的健康观念、健康的生活方式、完满的生活状态是国人目前为健康奋斗之方向。为了推动我国健康事业的发展，中共中央、国务院印发《"健康中国 2030"规划纲要》，提出"共建共享、全民健康"的未来中国发展的主题，将全民健康提升至国家昌盛与民族富强的战略高度。健康中国战略强调以预防为主，减少疾病的发生，通过强化基层医疗卫生服务体系建设来满足人民群众的健康需求。健康中国战略凸显基层医疗在国民生命质量守护中的历史使命和价值意蕴，此乃健康中国的根本出发点与最终落脚点。

　　全科医生作为居民健康的"守门人"，是健康中国战略的实施主体，但是在大健康观念，以及老龄化社会、疾病谱变化、医养结合的叠加效应下，基层全科医生的严重短缺与能力阙如导致优质医疗资源的结构性与供需性矛盾，由此引发的民众就医秩序失范以及"看病难、看病贵"的现象成为社会顽疾一直无法根除，医源性问题、医患纠纷屡见不鲜，甚至引发伤医、杀医等恶性事件。因此，本书试图研究如何通过实施全科医学教育改革，打通全科医生培养与使用间的壁垒，创新全科医生管理与使用机制以及建立全科医生制度等实践路径，以缓解乃至根除上述社会问题，这也是以健康中国为背景的医疗卫生事业改革中亟待解决的重大问题。

　　本书通过对国内外全科医学教育文献的梳理，对比国外成熟的全科医学教育体系，在探寻我国全科医学教育研究的过程中，分析了究竟怎样架构全科医学教育体系才能培养出符合健康中国战略要求的全科医学人才。书中详细论述了健康中国战略与全科医学教育的理论背景，通过分析健康中国战略与医学教育的双向交织的互动关系，演绎出以健康中国为背景的全科医学教育的方法论——大健康理念，并从全科医学的学科性质、教育规律和教育理念等三大任务着手探讨该方法论。我国全科医学历经学科理念接受、局部实践、重视与发展等历史阶段的嬗变，在当今"大健康"的新视界下重铸全科医学教育内涵，即以大健康理念为内核，树立以患者为中心的全人照顾的临床思维模式，建立"整体医学"的学科逻辑起点，以"科学—人文"主义为理论基础，实现培养卓越全科医学人才的教育目标。

　　从历史主义视角看，我国传统全科医学人才培养的策略随着时代发展而逐渐产生一系列的现实困境。而随着健康中国战略的提出，大健康医疗卫生服务体系的建设亟须全科医学人才培养模式的进一步转变，基于此，"5+3"一体化人才培养模式登上历史舞台。为了进一步验证"5+3"一体化人才培养模式的历史必然性，本书首次采用实证分析的方法，选取在全科医学人才培养模式方面具有代表性的高校进行对比研究。重点探讨我国以"5+3"全科医学人才培养模式为代表的 X 大学和以"3+2"全科医学人才培养模式为代表的 Y 大学的人才培养效果，对两所高校的人才培养模式及效果进行实证研究，重点分析两所高校在人才培养层次、培养目标、培养培训阶段等方面的差异，在此基础上提出新时期以"岗位胜任力"为导向的卓越医生培养方向，进而全面建构高层次全科医学人才培养的基本定向和实施策略。

　　本书在"大健康"的视域下重构全科医学教育的理念模型，即："以人为中心"重塑教育理念，以"岗位胜任力"为导向深化教育教学改革，以增强"实践能力与创新意识"为重点推进高水平卓越医生培养，以"为群众提供全方位全周期健康服务"为教育目的提升综合素质。在此理念模型的指引下，明确全科医生作为居民健康守门人的战略定位，确立培养"知识结构全面、专业技术能力强和具有人文关怀的全科医学人才"的目标，设计"系统整合式"课程体系，构建"三位一体"实践教学体系，架构符合中国特色的"系统化、标准化"全科医学人才规范化培训体系。为实现全科医学人才的培养和使用一体化，建立全科医生专业认证制度，进一步创新"国标省通、县管乡用"的全科医生管理和使用机制，解决全科医生"下不去、留不住、用不上"这一根本性问题。

目　录

第一章

绪　论

第一节　问题的提出

2016 年 10 月，中共中央、国务院印发《"健康中国 2030"规划纲要》（以下简称《纲要》）[1]，提出未来中国发展的主题是"共建共享、全民健康"，从战略的高度将全民健康提上重要日程，通过强调"没有全民健康，就没有全面小康"将国民健康与国家昌盛关联起来，把全民健康作为建设健康中国的根本目的，基于全人群和全生命周期的两个着力点，健全基层医疗卫生服务体系，为基层人民的身体健康提供强有力的医疗服务保障。健康中国作为中国推进医药卫生事业建设与发展的支撑性战略，将成为中国未来二十年的行动纲领。通过推进健康管理事业的发展，促进全民健康目标的实现和实施手段的完善，强调预防以减少疾病的发生，即不断强化基层医疗卫生服务体系建设，保障基层基本医疗卫生服务的供给，建立更为合理的体制机制来满足人民群众的健康需求。健康中国战略凸显出全民大健康需要基层的强力支撑，而提供基本医疗服务的全科医生质量的高低是关键，这也是健康中国的落脚点。

全科医生作为居民健康的"守门人"，是健康中国战略的实施主体，是现阶段实施分级诊疗制度的人才保障，更是全民健康的坚守者与维护者。在大健康观念以及老龄化社会、疾病谱变化、医养结合的叠加效应下，基层全科医生的严重短缺与能力阙如导致优质医疗资源的结构性与供需性矛盾所引发的民众就医秩序失范以及"看病难、看病贵"问题一直无法解决，医患纠纷屡见不鲜，甚至引发伤医、杀医等恶性事件。因此，加强全科医生队伍建设，缓解医疗资源分布不均衡、优质医生资源短缺造成的"看病难、看病贵"以及日益恶劣的医患纠纷等就医现状，成为以人为本、以健康为中心的医疗保健体系的时代要求。

从全科医生队伍的现状看来，我国全科医生在数量、质量以及职业发展上都存在不同程度的困境。数量上，《2019年中国卫生统计年鉴》显示，截至2018年底，我国全科医生有308740人，每万人拥有全科医生2.22人，远低于经合组织（OECD）成员国的9人；质量上，基层医生拥有本科学历的不到40%，且多数未接受过住院医师规范化培训；职业发展上，薪酬待遇低、职称晋升难、发展空间小，导致基层全科岗位缺乏吸引力。在未来，全科医生如何在数量与质量上有效满足医疗卫生体制的改革需求则成为对实现健康中国战略的一大考验，此亦是全科医学人才培养建设的重点与难点。基于此，重塑"大健康"的全科医学教育理念，遵循全科医学的教育规律，打通全科医生培养与使用间的壁垒，重构全科医学教育体系，是我国以健康中国为背景的医疗卫生事业改革中亟待解决的重大问题，也是全面落实健康中国战略，维护与增进人民健康的必然要求。

第二节　研究现状

一、国外全科医学教育的相关研究

（一）英国全科医学教育研究

20世纪40年代后，欧美发达国家生育率降低，人口寿命提高，全社会开始进入老龄化，高度的专科化医疗已不能满足居民普遍性的卫生需求，对新的医学服务模式的需求和高质量全科医生的呼唤日益高涨。拉克巴奇指出，英国基于国民卫生健康需求，着手改革医疗卫生服务体制，于 1948 年建立了国家医疗卫生服务体系（National Health Service，NHS），使全民免费获得医疗卫生服务，因此，英国也成为世界上最早推行国家医疗卫生服务体制的国家[2]。英国的全科医学教育体系采用的是"5+2+3"医学培养模式，即 5 年的医学院校教育、2 年的临床训练、3 年的全科培训，培养周期超过 10 年。此外，还有持续终身的继续医学教育[3]。在英国，本科阶段就开展全科医学教育，并由英国皇家全科医师学院（Royal Collage of General Practitioners，RCGP）制定相关标准，同时，RCGP 负责对本科的授课内容进行审核和监督，以保证教学质量，但是各医学院校可基于 RCGP 规定的全科医学教育内容自设课程[4]。全科医学的课程构成一般包括理论学习和社区实习。英国的全科医学本科教育扎实且系统，目的是让医学生对全科医学这门学科做到早接触、早了解、早掌握，尽早形成全科思维。而且，在英国，全科医生的地位和专科医生相当，薪酬可观。萨姆松等人基于调查得出，英国社区医师平均年薪达到 7 万 ~ 10 万英镑[5]。毕业后全科医学培训是关键。沃森与利雅得指出，英国毕业后的全科医学教育主要是全科医学的临床实践培训，其教学计划为：在前两年完成临床基础训练，后三年进行全科临床培训，期间至少一年在全科诊所接受培训[6]。阿尔伯特指出，英国医学生毕业后进行全科医学培训，内容除了基本的常见病、急慢性病诊疗、预防保健、健康促进与临终关怀之外，还包括学习全科医生团队内工作以及团队之间协作的知识技能[7]。总而言之，培训内容都与其日后所要承担的岗位工作内容相关。全科医学继续教育是特色。英国对于走上岗位后的全科医生要求非常高，在整个职业生涯期间都需考核，且其主要以团队形式进行工作[8]，因此全科医生将有更多的时间和精力用于照顾患者和自我提升。

（二）美国全科医学教育研究

在美国，全科医学被称为家庭医学，全科医生被称为家庭医生。美国拥有悠久的家庭医学发展历史，家庭医生数量也相对充足。美国在 1947 年就成立了全科医学学会，1969 年成立了家庭医学委员会 [9]。在家庭医生数量上，厄莱等人进行了相关数据统计，到目前为止美国家庭医生数量约占医生总数的 12%[10]，美国的初级卫生保健服务队伍中，家庭医生发挥着不可估量的作用。美国拥有完备的家庭医学教育体系。温德琳指出，在美国完成对家庭医生的培养、教育过程需要 11 年。首先，学生要完成 4 年的大学本科课程并取得学士学位，才有资格接受 4 年的医学教育 [11]。在课程设置上，鲍曼等认为，在美国，所有医学院均设有家庭医学系（科），并要求全体在读医学生修读家庭医学专业的相关课程。此外，美国的家庭医学教育非常重视医学实践环节，如哈佛大学医学院就要求医学生在院校学习阶段必须保证 9 个月的社区基层医疗实践，在时间安排上必须保证每周都去社区基层；家庭医学与内科、外科、妇科、儿科等临床学科地位等同，是医学生实习的必选科目。3 年的家庭医学住院医师规范化培训是培养家庭医生的核心环节。在培训内容设置方面，莫斯海姆等认为，美国家庭医学住院医师规范化培训年限为 3 年，前两年在教学医院培训，培训目标以门诊技能和实践能力的培养为主，培训内容主要包括急诊医学、一般性门诊、护理、社区医疗、医患沟通技能、健康促进和行为咨询等；同时，每周保证一定量的时间到社区诊所学习。第三年的培训则安排在家庭医疗诊所，以培养住院医师在门诊实践中解决实际问题的能力为重点 [12]。在继续教育的培养环节中，美国对家庭医生执业质量的可持续性高度重视。普格诺等指出，家庭医生除每年基本的继续医学教育之外，每 6 年还需再认证执业资格，只有通过再认证考试的医生才能再次注册执业 [13]。尽管美国家庭医生的社会地位不低于其他专科医生，收入也位于全美第三 [14]，然而科扎考斯基的调查研究却发现，初级保健行业的家庭医生更容易出现职业倦怠，家庭医生人才流失的情况在美国屡见不鲜 [15]。

（三）澳大利亚全科医学教育研究

澳大利亚医疗卫生制度实施全民医疗保险计划，患者经过全科医生的首诊即可享受免费医疗。由此可见，全科医生是提供医疗卫生服务的主力军。施特哈斯指出，澳大利亚的全科医生与专科医生之比达到 2 ： 1[16]。哈特指出，澳大利亚院校教育阶段的时间为 4 ~ 6 年，医学生以选修或必修的方式学习全科医学的课程，学习时间为 6 ~ 8 周[17]。在课程设计方面，全科医学课程以现阶段的卫生健康问题为重点，随时更新课程计划，力求培养能够满足社区初级卫生保健机构需要的全科医生。在第一阶段的院校教育中，为了让医学生对全科医学有基本的认知，融入了全科的基本理论知识，同时结合政府对全科医生的激励政策——可观的培训补助及偏远地区从业补助，来提高全科医生的职业吸引力[18]。在职业教育前培训阶段，澳大利亚职业教育前培训时间为一年，培训内容包括临床管理、沟通和职业角色三个方面，大部分内容适用于全科医生[19]。在职业教育培训阶段，澳大利亚全科医生培训的时间为 3 ~ 4 年，培训内容包括患者的综合管理、患者及其家庭的持续性保健、预防和健康促进、团队协作技巧等[20]。在持续职业发展阶段，全科医生每年需要参加一个月的脱产培训，以保证知识的持续更新，除此之外，还需定期参加相关的学术研讨会和各种培训项目，以实现自我增值[21]。

二、国内全科医学教育的相关研究

（一）全科医学教育体系研究

我国于 20 世纪 80 年代末引入全科医学，历经国际经验引鉴、局部化实践到体制化过程。不少学者引介了国外全科医学教育体系发展的动因、成效与经验或进行中外比较。如刘露、江启成通过梳理美、澳、法、英等发达国家的全科医学教育模式，对比我国现阶段全科医学教育的情况，认为我国应该从强化学科建设、增设"以人为本"的人文素质教育、紧抓师资队伍建设、打造专业的全科医学社区培训机构、保证继续教育持续开展等方面进行改善[22]；徐静等通过对发达国家全科医学教育体系的梳理，详细阐述其全科医学学历教育、规范化培养、继续教育等阶段的情况，结合我国当前全科医学教育的状况，认为全科医学教育的三个阶段，即学历教育、规范化培训和继续教育阶段都亟待完善[23]。鉴于国内外的对比发现，我国目前全科医学教育体系建设中存在全科医学教育体系不健全、全科医生职业发展路径狭窄、全科医生配置不合理[24]、教学见习和实习基地建设不完善、质量控制体系不健全[25]等问题。因此，有学者提出，我国的全科医学教育体系应该从机构设置、人才培养目标、课程设计、师资队伍建设等方面进行改革升级，建立符合中国国情的全科医学教育与人才培养体系[26]。

（二）全科医学人才培养模式研究

目前，国内学者一般将全科医学人才培养模式分三种："5+3"模式、"3+2"模式以及基层在岗医生转岗培训。其中，"5+3"人才培养模式为目标模式，"3+2"人才培养模式和转岗培训为过渡模式。

转岗培训是对基层在岗的医生转岗进行培训。想成为全科医师或助理全科医师，符合条件的基层在岗执业医师或执业助理医师，可按需进行 1 ~ 2 年的转岗培训[27]。转岗培训有培训周期短、见效快、可操作性强的优点，一定程度上缓解了基层卫生服务人员紧缺的现状，但存在起点低、学历低、效果不明显等问题[28]。转岗培训的培养模式难以满足基层卫生服务的需要。基于此，国家开始尝试探索在医学专科院校开展面向农村的全科医学教育模式，即"3+2"全科医学人才培养模式。

"3+2"人才培养模式是指到经济欠发达的农村地区工作的 3 年制医学专科毕业生，可在国家认定的培养基地进行 2 年的临床技能培训和公共卫生培训，考试合格并取得执业助理医师资格后，注册为助理全科医师[29]。"3+2"人才培养模式相较于转岗培训的模式，虽然在一定程度上弥补了转岗培训的不足，但存在人才培养质量不高、课程链条断裂特别是全科医学通科培养的整体知识构筑不完整等问题[30]，这些问题在不同程度上影响着我国全科医生培养的质量[31]。

为了满足人民群众日益提高的卫生健康需求，在增加全科医生培养数量的同时实现质量的同步提升，教育部提出，"5+3"一体化人才培养模式是未来全科医生培养的目标模式[32]。

（三）全科医生规范化培训研究

全科医生规范化培训对全科医生的培养质量起着至关重要的作用。目前，我国学者对规范化培训的研究多是从局部性培训实践研究和中外比较研究两个维度开展。

就局部培训实践来说，不少学者对其所在区域的规范化培训实践以问卷调查的形式进行统计调查，结果发现我国全科医生规范化培养存在培训内容针对性不强、所学知识和技能与实际使用存在脱节情况[33]、带教方法不能达到理想效果、缺乏规范化考核标准等问题。针对上述问题，学者们从不同层面提出了不同的对策。如在教学方法方面，应多提倡"角色扮演法"和"实践教学法"；在专业技能方面，提倡培养全科医学的思维导向、全人照顾的临床技能以及医患沟通的技巧；在教学途径上，除了传统的教学形式，"远程教学"也是一种创新的、能够最大限度地发挥和聚集教育资源的学习方式[34]。此外，还可以尝试其他方面的改革来提高全科医师规范化培训的效果，如实现专业硕士学位和培训体系双向并轨、实现医院与社区多元化的合作等[35]。

从中外比较的维度出发，不同学者通过对不同国家全科医生规范化培养特色的研究来对我国提出改进意见。如课程设计是澳大利亚规范化培养的特色，其课程设计内容主要包括能够独立行医的基本医学知识、社区医疗保健、当前国家医疗政策和未来医疗保健目标所需具备的知识、技能和态度[36]等，对我国的规范化培养全科医生的课程设计具有借鉴意义。美国的规范化培养体系完善，可借鉴的地方主要包括培训项目设计严谨实用、重视在社区诊所的专业实践以提高解决常见病的能力、强调对临床实用技能的掌握、注重医患沟通、重视人文关怀等[37]。

（四）全科医生的管理与使用机制研究

目前，我国全科医生在使用和管理的过程中存在医疗资源配置不合理、优质医疗资源过于集中[38]、全科医生培养与使用存在脱节[39]、对全科医生的发展重视不够以及政策激励机制不健全[40]等问题。针对上述问题，学者们认为：从制度层面，可以尝试在改革薪酬制度以提高全科医生收入、拓展职业发展前景以增强职业荣誉感等方面进行改进[41]；从服务评价视角层面，通过细化国内全科医生服务质量考核指标，将服务区域内服务居民工作量、居民满意度、医保费用使用情况等指标纳入考核标准[42]；从政府治理层面，提出通过按人头预付制、间接定价机制和重复博弈机制的组合设计来构建激励机制[43]。此外，还有一些学者认为，收入激励并不是全科医生激励的唯一要素，对全科医生的激励，也包括全科医生自身对职业的认同以及医疗系统和全社会对全科医疗的认同[44]、充分发挥医疗保险的引导和调控作用[45]、建立荣誉制度[46]等。

三、文献总结与启示

通过对国内外文献的梳理以及比较可以发现，我国全科医学教育的研究虽然受到医学专家和教育学者的关注越来越多，学术界对全科医学教育体系及全科医学人才培养进行了一些有益的探讨，但全科医学教育模式的实践研究却为数不多。全科医学教育理念为何？全科医学教育体系如何构建才能保证教育三阶段的系统化？全科医学人才培养的改革之路究竟在何方？在以健康中国为背景的新时代，全科医学人才的标准又是什么？全科医生如何做到培养和使用一体化？针对上述问题，现有文献并未进行细致深入的研究。

相对于国外较成熟的全科医学教育体系，国内全科医学教育的研究仅停留在经验介绍和总结、国别比较等较浅的层次，对于国外全科医学教育的"他山之石"也只是培养措施的简单论述，并未结合我国实际提出具有针对性、落地性、可实施性的实践建议。国情不同，怎样做到医疗资源均等化？现有国情下应该建立何种培养体系才能提高全科医生专业能力乃至职业吸引力？健康中国背景下，如何建立以及建立何种医疗保险体系和薪酬制度才能让全科医生扎根基层，满足基层民众的合理医疗诉求？在"大健康"的话语体系下，全科医学教育的方法论是否进行了变革？进行了怎样的变革？其对全科医学教育又产生了哪些影响？

另外一个值得关注的问题是我国全科医学近年来日益受到国家重视，全科医学人才的培养渠道日益多元，培养数量提升迅猛，但在使用过程中依然无法使全科医疗服务的边际效用最大化。这说明目前我国全科医生培养与使用存在分离的情况。换句话说，就是全科医学人才自身在学习阶段所学的知识和技能，走上工作岗位后无法很好地应用于实际工作，全科医生的培养要求未能与社会的实际需求相衔接，导致培养出来的全科医学人才在后期的执业过程中无法充分发挥职业服务力。全科医生的生涯发展作为一个整体，有必要拓宽囿于院校教育的"人才培养"视野，把"人才使用"纳入培养体系，打通"培养"与"使用"之间的壁垒，形成"培养—使用"一体化，即研究如何建立"全科医生的大培养框架"。剥离"使用"的"培养"要么脱离社会实际需要，要么忽视个人发展需求，难以解决全科医生"下不去、留不住、用不上"这一根本性问题。

关于国民健康日益增长的客观需求，上述问题都值得我们进一步探问。

第三节　研究的意义

选择全科医学教育作为研究对象，特别是对其院校教育阶段和规范化培养阶段的教育理念、顶层设计、教育模式、改革实践和制度保障等若干重要方面进行较为系统的梳理、分析和研究，具有理论价值和现实意义。

一、理论价值

随着健康中国战略的提出，国民健康问题被提到国家战略的高度。作为国民健康"守门人"的全科医生培养问题则成为学术界日益关注的焦点。本书基于"大健康"理念，从全科医学的学科性质、全科医学教育的规律、全科医学教育的理念等三大任务着手探讨全科医学教育的方法论；重建全科医学教育内涵，在"大健康"理念投射下进行全科医学学科理论建设，包括转变健康观念，树立以患者为中心的"全人照顾"的临床思维模式，重塑"整体医学"的学科逻辑起点，以"科学—人文"主义为价值基础，实现培养卓越式全科医学人才的教育目标；从学理上阐明全科医学教育体系的创新，为全科医学人才培养改革、全面构建中国特色全科医生培养体系提供理论依据，对推进国家医疗卫生治理与健康中国建设具有一定的理论价值。

二、现实意义

当前，医疗卫生体制改革已经进入深水区，针对基层医疗卫生机构、全科医学人才培养和全科医生职业发展的特点与需求等改革重点，政府、教育部门、医疗系统乃至全社会都聚焦于此，以多渠道、多方式、高强度的投入助力国家医改这一重要的民生问题。本书在大量文献研究和实证研究的基础上，提出全科医学人才培养体系改革方案，以解决高规格同质化培养全科医生的实际问题，提高人民群众对全科医生的职业认同；促进医教协同培养，创新基层全科医生培养和使用一体化机制，以解决全科医生"下不去、留不住、用不上"这一根本问题。

第四节　创新性

随着全科医生作为居民健康"守门人"的地位确定，全科医学作为新时期的新兴学科发展态势强劲，国内高等教育界、行政主管部门以及医疗行业等对全科医学教育的研究不断增多。但从总体上看，多数文献是对全科医学教育体系现状进行一般介绍，较少深入进行个案研究；对全科医学人才培养的概念阐述和宏观地位作用描述较多，对其理念提炼和实质内涵的研究不够；对全科医学人才培养改革框架性构建较多，对其改革诸要素之间的关联性研究欠缺，无法形成系统性、整体性和可操作性的改革实践。本书旨在弥补上述不足，将全科医学的教育理念、教育目标、人才培养的规格、人才培养的改革实践和人才使用管理的综合研究集为一体，互相呼应，力图使全科医学教育的研究更具整体感、系统性和内在逻辑性，力求从以下三个方面实现突破。

一、视角新

以健康中国作为研究视角，对传统的全科医学概念进行重新厘定，重构全科医学教育基本理论。本书将全科医学教育置于健康中国的新时代背景下，将"大健康"理念作为全科医学教育的方法论，从学理上对全科医学教育理论进行重构，重新诠释全科医学教育的理论基础、内涵、逻辑以及目标，为全科医学人才培养改革提供理论依据。

二、内容新

本书在政策分析、理论分析、实证分析三者相结合的基础上，系统性构建健康中国背景下的全科医学教育体系，对传统全科医学教育的理念、人才培养目标、人才培养实践、使用和管理机制等进行了突破，更新了全科医学人才培养的主体框架和实施内容，为完善全科医学人才培养方案提供了可行性的规划和思路。

三、实践新

通过对比研究，提出高层次全科医学人才培养的建设方案，为全国全科医学教育的推广搭建实践模本。选取我国以"5+3"人才培养模式为代表的 X 大学和以"3+2"人才培养模式为代表的 Y 大学为样本，对两所高校的人才培养模式及效果进行实证研究，重点分析两所试点高校在人才培养层次、培养目标、培养阶段等方面的差异，在此基础上提出新时期"以岗位胜任力"为导向的卓越医生培养目标，进而全面建构以培养卓越医生为目标的高层次全科医学人才培养的基本定向和实施策略。

第五节 研究方法

本书主要采用了历史研究法、文献研究法、问卷调查法、半结构式访谈法、统计分析方法、比较研究法、案例研究法等研究方法。

一、历史研究法

梳理我国基本医疗卫生制度的历史变迁及来龙去脉，在充分掌握与本书相关的事实和材料的基础上，对我国各时期全科医学教育发展的特征和成效、缘起和动因等进行考察、分析和总结，为本书提供翔实的历史事实依据。

二、文献研究法

本书基于笔者自身对研究主题的思考和理解，搜集各种全科医学相关的报告、政策、案例专著等资料，阅读各种相关文献，以"全科医学教育""人才培养""规范化培训"等为关键词在中国知识资源总库（CNKI）、万方数据库、Proquest学位论文全文数据库等进行检索，通过搜集、分析和整理国内外全科医学教育研究的相关文献资料，提炼出符合本书研究对象的关联性素材，并从素材中抽象、凝炼出相关的学理性认识，为本书的观点提供充分的论据。

三、问卷调查法

本书以在 Y、X 两所高校就读全科医学专业的在校学生为调查对象，展开问卷调查。本书问卷共包括两大部分：被调查人基本信息和调查项目内容。调查项目内容主要包括对所调查学校全科医学学科相关的认知情况、对全科医学教学的评价、对全科医学的实践评价、对全科医生规范化培养的认知及意见、对全科医生这一职业的就业意向及其影响因素等五个方面。

四、半结构式访谈法

根据设计的访谈提纲，对 Y、X 两所高校在校的从事全科医学教育的任课教师、专家、行政人员和相关领导等 20 人进行个人深度访谈，了解他们对全科医学教育体系、全科医学人才培养的改革实践、全科医生的职业现状、全科医生制度完善以及全科医学的发展前景等方面的看法，并实地调研部分教学医院和社区实习机构。

五、统计分析法

采用 Excel 2010 办公软件进行数据录入并建立数据库，采用 SPSS 20.0 统计软件进行描述性统计学分析，运用探索性因子分析和球形度检验等方法对调查数据进行分析，以均值、标准差、统计图等对资料进行统计描述，统计分析方法包括 t 检验、卡方检验，以 $P < 0.05$ 表示差异有统计学意义。

六、比较研究法

全科医学教育发轫于西方国家，20 世纪 80 年代才引入我国。站在本土立场，重构全科医学教育体系，不可避免地涉及中西方国家之间在全科医学教育理念、教育模式、规范化培训以及使用机制等层面的比较。基于不同维度的对比分析，探寻不同国别之间培养效果的差异，系统地研究和思考差异化呈现在结构、内容、机制上等方面的特点，一方面可以深入了解该学科的演变、缘由、特征以及发展走向，另一方面对我国该学科发展以及人才培养的效果提供借鉴标准，找出具有中国特色的全科医学教育人才培养方案，并提出改进的策略。

七、案例研究法

本书中除了对全科医学教育的演进过程、全科医学教育体系的构成要素以及政府、行业和高校与全科医学人才培养和使用之间的关联等内容进行宏观分析外，还选取 Y 和 X 两所在全科医学人才培养方面有代表性的医学院校作为案例，探讨不同人才培养模式下全科医学人才培养的效果，并以 X 学校课程设置为例进行全科医学人才培养改革的实践探索，重构全科医学教育体系。

参考文献

[1] 中共中央、国务院."健康中国 2030"规划纲要 [M]. 北京：人民出版社，2016：2-7.

[2] GARETH L. NHS in 2017: Keeping pace with society[J]. BMJ (online), 2017, 5(1): 356: i6738.

[3] NHS. Securing the future GP workforce-delivering the mandate on GP expansion. 2017 GP Taskforce final report[R/OL]. [2018-09-21].https://www.hee.nhs.uk.

[4] Department of Health. Delivering high quality, effective, compassionate care: developing the right people with the right skills and the right values. 2017. A mandate from the Government to Health Education England: April 2013 to March 2015[EB/OL].[2018-09-21].https://www.gov.uk/government.

[5] SANSOM A, CALITRI R, CARTER M, et al. Understanding quit decisions in primary care: a qualitative study of older GPs[J]. BMJ open, 2016, 6(2): e010592.

[6] WATSON M C, LLOYD J. Time to put GPs first by investing in general practice[J]. BMJ, 2019, 14(365): l2104.

[7] ALBERT D J. Interface medicine[J]. British journal of general practice, 2017, 67(665): 548.

[8] GALE T C E, LAMBE P J, ROBERTS M J.Factors associated with junior doctors' decisions to apply for general practice training programmes in the UK: secondary analysis of data from the UKMED project[J]. BMC medicine, 2017, 15(1): 220.

[9] SIMS L, CAMPBELL J Ills, pills, and skills: developing the clinical skills of pharmacists in general practice[J]. British journal of general practice, 2017, 67(662): 417-418.

[10] ELEY C V, SHARMA A, LECKY D M, et al. Qualitative study to explore the views of general practice staff on the use of point-of-care C reactive protein testing for the management of lower respiratory tract infections in routine general practice in England[J]. BMJ open, 2018, 18(10): e023925.

[11] WENDLINGA L. Rural matters[J]. Family medicine, 2016, 48(8): 593-595.

[12] MOßHAMMER D, GRAF J, JOOS, S, et al. Physical examination in undergraduate medical education in the field of general practice - a scoping review[J]. BMC Medical education, 2017, 17(1): 230.

[13] PUGNO P A, MCGAHA A L, SCHMITTLING G T, et al. Results of the 2006 national resident matching program: family medicine[J]. Family medicine, 2006, 38(9): 637-646.

[14] WHERRY L R, MILLER S. Early coverage, access, utilization, and health effects associated with the affordable care act medicaid expansions: a quasi-experimental study[J]. Annals of internal medicine, 2016, 164(12): 795-803.

[15] KOZAKOWSKI S M, FETTER, G T, BENTLEY A. Entry of US medical

school graduates into family medicine residencies: 2014-2015[J]. Family medicine, 2015, 48(9): 688-695.

[16] STRASSER R. Students learning medicine in general practice in Canada and Australia[J]. Australian family physician, 2016, 45(1): 22-25.

[17] HART J T. Revised definition of general practice[J]. Family practice, 2015, 5(3): 320-326.

[18] FOLEY K R, POLLACK, A J, BRITT, H C, et al. General practice encounters for young patients with autism spectrum disorder in Australia[J]. Autism: The international journal of research and practice, 2017, 22(7): 784-793.

[19] WRIGHT M C, HALL J, VAN GOOL K, et al. How common is multiple general practice attendance in Australia?[J]. Australian journal of general practice, 2018, 47(5): 289-296.

[20] BRITT H, MILLER G C. Measuring general practice activity in Australia: a brief history[J]. Australian family physician, 2017, 46(5): 65-69.

[21] BAYRAM C, RYAN R, HARRISON C, et al. Consultations conducted in languages other than English in Australian general practice[J]. Australian family physician, 2016, 45(1): 9-13.

[22] 刘露，江启成. 国内外全科医学教育比较与反思 [J]. 中国卫生事业管理 .2014, 31（12）：940-942.

[23] 徐静，周亚夫，葛运运，等. 国外全科医学教育和全科医生培训情况分析及启示 [J]. 中国全科医学, 2013, 16（33）：3155-3158.

[24] 魏登军，陈婷，黎夏，等. 国内外全科医学发展比较与探讨 [J]. 中国社会医学杂志, 2017, 34（5）：432-435.

[25] 孟庆国. 关于我国全科医学教育的若干思考 [J]. 赤峰学院学报, 2014, 30（13）：141-142.

[26] 朱文华，方力争. 全科医师队伍发展现状与展望 [J]. 当代医学, 2019,

25（21）：1-4.

[27] 线福华，路孝琴，吕兆丰. 全科医生培养模式及其实施中相关问题的思考 [J]. 全科医学教育研究，2012，15（22）：2498-2501.

[28] 孙萍，陈地龙. 基于"3+2"卓越医生教育培养基层全科医学人才 [J]. 中国职业技术教育，2017（1）：73-75.

[29] 张宇，张东华，薄红，等. 浅谈我国全科医生的培养现状、问题与对策 [J]. 继续医学教育，2015，29（9）：3-5.

[30] 黄全华，王瑾，李黎. "3+2"全科医学培养模式中存在的问题和解决方式 [J]. 临床医学研究与实践，2018，3（8）：188-192.

[31] 刘颖，蒋国平，任菁菁. 我国全科医生培养现状与发展策略 [J]. 中国工程科学，2019，21（2）：74-78.

[32] 封忠昕，陈琦，梁贵友，等. "5+3"一体化全科医学人才培养的遵医模式探索 [J]. 全科医学临床与教育，2018，16（5）：481-483.

[33] 陈晓云. 广州市全科医生规范化培养现状及对策研究 [D]. 广州：南方医科大学，2016：1-79.

[34] 许茗越. 云南省全科医学师资培训临床实践教学培训情况分析 [D]. 昆明：昆明医科大学，2015：1-69.

[35] 潘天园. 浙江省全科医师规范化培训学员的十五年系统性回顾调查——关于全科医学发展模式的探讨 [D]. 杭州：浙江大学，2015：1-88.

[36] 杨英，郑丽云，姜辉. 澳大利亚全科医生培训体系及其启示 [J]. 中国全科医学，2014，17（8）：851-856.

[37] 姜春燕，郑加麟，童曾翰，等. 近观美国全科医生规范化培训有感 [J]. 中华全科医学，2017，15（10）：1639-1641.

[38] 苏强，瞿佳，吕帆，等. 全科医生的"国标省统，县管乡用"培养模式研究 [J]. 中国全科医学，2014，17（19）：2243-2247.

[39] 魏东海，冯欣贤，张臣福，等. 全科医生培养与使用相脱节的原因与对

策研究 [J]. 全科医学教育研究，2018，21（25）：3118-3122.

[40] 宣扬，贺庆功，马语莲. 全科医生服务农村社区：现实困境及其促进机制研究 [J]. 中国卫生事业管理，2018，35（2）：128-131.

[41] 黄瑛. 探寻全科医生培养、使用与激励机制 [J]. 中国卫生人才，2018（8）：52-57.

[42] 丁宁，张玉，王成，等. 综合性医院培养全科医生的实践与思考 [J]. 中国医院，2019，23（4）：73-75.

[43] 杨志平，刘运芳，樊代明. 试论新型全科医生的激励机制 [J]. 中国卫生质量管理，2017，24（1）：98-100.

[44] 杨辉. 激励与薪金 [J]. 中国全科医学，2018，21（25）：3029-3032.

[45] 吴姝德. 基于绩效考核的全科医生团队薪酬激励机制研究 [D]. 武汉：华中科技大学，2016：51-52.

[46] 宣扬，贺庆功，马语莲. 全科医生服务农村社区：现实困境及其促进机制研究 [J]. 中国卫生事业管理，2018，35（2）：128-131.

第二章

健康中国战略与全科医学教育的理论背景

人类的一切生产和生活本质上都是为了生存，而生存的基础就是健康。当前，在巨大的生活压力和工作压力下，国民对健康的要求从身体到心理日益提高，不仅要求生物躯体的健康，更要求精神心理的舒适，这就对医学人才的培养质量期望更高，对医学人才的服务质量要求更严。因此，医学教育对国民健康的贡献力不容置辩。提高医学教育质量、提升医学人才培养水平，为我国卫生与健康事业供给重要的人力保障将在我国健康中国战略中发挥着至关重要的作用。

第一节　健康中国战略与医学教育改革

2016 年，党中央、国务院出台了《"健康中国 2030"规划纲要》，对卫生健康事业和教育改革发展提出战略性要求，对医学教育改革提出明确任务。医学教育改革，一手连着健康，一手连着教育。健康是促进人的全面发展的必然要求，是经济社会发展的基础条件。教育是为维护人民健康培养人才的重要实践。因此，医学教育改革连接着实现健康中国这一重大战略目标的两大民生工程。必须厘清健康中国战略与医学教育改革之间的逻辑关系，为医学教育改革奠定逻辑基础。

一、"大健康"的定义

"大健康"是实施健康中国战略的逻辑起点，也是健康中国话语体系生成的动力机制，对未来国民健康事业的发展有着重要的话语导向作用。因此，必须明确"大健康"的内涵释义，才能保证健康中国的建设沿着正确的轨道前进。

（一）"大健康"概念的历史溯源

1996 年 WTO 发布的《迎接 21 世纪挑战》的报告首次明确 21 世纪医学的主要研究领域应当从狭隘的生物学意义上的器官疾病移位至"人"整体的系统性健康；四年之后的《巴黎宣言》再次重申了医生的职业本质是使"人"不生病，而不仅仅是治病。同理，医学也不仅仅只是以疾病为核心的狭义上的科学，其话语体系中植入了以健康为聚焦领域的条件性内涵，换句话说，医学应该是一门关于健康的科学。

那么，健康到底是什么？

从国际视界看"健康"的演进，早在 17、18 世纪，西方功利主义者认为"健康是人们身体的舒适"。这种观点的产生与当时生物实验医学的兴起不无关系，其内核是把人看作是纯粹的生物有机体。直到 1948 年，WHO 签署的章程对"健康"下了较为科学的定义——"健康是整个躯体、精神和社会的完满和谐状态，而不仅仅是没有疾病或身体虚弱"[1]。该定义虽然阐明了躯体的无疾病只是健康的范畴之一，健康还包括了除生物疾病之外的其他元素，但是这种对新概念的描述依然表浅，并未揭示出健康的主体真相，即躯体、精神与社会的和谐完满的逻辑路径。《简明不列颠百科全书》1985 年中文版中，对健康的定义是"健康，是使个体能长期地适应环境的身体、情绪、精神及社交方面的能力"[2]。1977 年，WHO扩展并丰富了健康的内涵，认为健康除了包括个体的身体、心理以及社会整体的健康等维度，道德的健康也囊括于健康的范畴。同年，恩格尔的"生物—心理—社会医学模式"诞生，强调了心理要素和社会关系的健全等人文元素对健康的重要作用。1978 年，《阿拉木图宣言》诞生，它将"健康"医学概念升格为"一项基本人权"，指出获得最高质量的健康状况是全世界共同追求的目标，从治理层面强调"政府有责任提供适宜的技术与方法以促进居民的健康"[3]，这也是"健康"概念首次从卫生领域提至国家发展的战略高度。之后，一系列全球纲领性文件出台，如《渥太华宣言》（又名《渥太华宪章》）、《21 世纪世界健康发展战略》等都进一步明确健康对于国家的战略性意义。基于"健康"的政府战略导向，世界各国政府也纷纷启动健康战略计划，例如，美国政府的"健康美国 2000"战略计划、英国政府的"获得健康——国家长远发展战略"、加拿大政府的"健康国家发展战略"等。进入 21 世纪后，国际社会将"健康"作为国家战略的观念进一步向纵深发展，其话语体系更加完善，范畴更加丰满，这种将"健康"作为国家战略的整体健康观已成为国际社会普遍认可并接受的主流价值观。

（二）"大健康"的概念阐释

通过对"健康"概念历史演进的梳理，可以发现，健康问题不仅仅指生物医学上的疾病问题，"健康"话语中植入了除生物躯体关涉的无疾病指向外，在内涵维度上指向的是身体和心理、自身和外部环境、个体和社会的一种完满和谐的平衡状态，是内外影响因素共同起作用且达到相对的稳定平衡的机体状态，是高度的自组织的调节机制的综合体现，即所谓的"大健康"。

基于"大健康"的定义可以发现，大健康的构成要素极其复杂，已远非专科医疗服务的范围所能覆盖，单纯依靠医学精英和高科技的医疗技术远远不能解决全部的健康问题[4]，"大健康"的构成要素不仅涉及医疗，还涉及政治、经济、文化乃至宗教等一系列的社会因素，是复杂的社会协商的结果。

因此，"大健康"综合体现出以下三个特性。

第一，"大健康"的非疾病化特性。人类生物躯体的非疾病特征是"大健康"的基本特征，也是其他任何元素与健康构建关系的前提。"大健康"不仅涉及生物躯体的一种整体平衡状态，还包括自组织机制所拥有的各种对话活力。当这种动态平衡被打破或自组织机制的对话活力减弱甚至被阻断时，机体就会出现一些临床表现或躯体不适感。出现的临床表现就是通常意义上的疾病。换言之，出现病症就意味着躯体自组织的对话能力的丧失，身心内在机制发生紊乱，内环境被破坏，自身的健康能力出现问题，机体内部的原有平衡无法维持，就不健康了。因此，身体的非疾病特征就是"大健康"的首要特征。

第二，"大健康"的动态性特征。"大健康"的动态性取决于疾病本身的动态性和其对象——"人"的动态性。就疾病本身来说，疾病如同个体生命一样，是一个过程，是生命体内的一个动态变化的过程，疾病状况随着身体功能的恢复、技术的日益精进以及治疗的持续完善也在不断地更新。诚如古希腊哲学家赫拉克利特所说："我们不能两次踏进同一条河流，是我们又不是我们。"[5]疾病过程也是如此，是动态变化的，此时彼时也是完全不同的。就"人"的动态性来说，"大健康"的对象即病"人"，或者说潜在的病"人"，是疾病的一种存在方式和过程，对患者来说，不仅是躯体这个疾病的承载物遭受了病菌或创伤的破坏，更重要的是生命的存在过程和方式发生了变化。人类，往往会因为不健康而产生痛苦、恐惧以及焦虑等不断变化的生命体验，这种生命体验的不断变化又会反映到人整体的健康变化。基于此，"大健康"具有不断变化的动态性特征，这个特征也只有人类作为其研究对象才会具有。

第三，"大健康"的社会性特征。"大健康"突破了生物医学以往只把科学原理应用于特定生物学个体的狭隘视界，而是始终将病"人"的幸福作为其最终目的。"大健康"不仅仅突出医生与患者之间的对话，它还承担着维护全体国民健康的历史重担。要建立一个和谐幸福的社会，核心问题之一就是公民的健康是否能够得到保障。阿拉木图世界卫生大会上提出"到 2000 年实现人人享有初级卫生保健"的目标。尽管这一目标到目前为止还未实现，但各国政府都已意识到让国民享有初级卫生保健是义不容辞的责任。例如，美国财政经费的医疗费用支出为全球之首，但哈佛大学的一位学者指出，高额的医疗费用有效降低了死亡率，改善了人群健康，比如在美国的急诊科里，先救治患者为第一准则，患者有钱即付款付账，没钱则由政府买单[6]。因此，政府职能的充分发挥凸显了"大健康"的社会性价值。

基于"大健康"的三个基本特征，可以推演出"大健康"与健康中国存在这样一种逻辑关系，即要想推动整个国家健康的进步和国民幸福指数的提升，必须将"大健康"上升为国家战略和国家意志，以政府为主导，将各构成要素有效关联形成整体，实施全方位考虑、系统性筹划、有步骤改革，借助政府的力量推动全社会健康目标的实现。

二、健康中国战略

2007年，时任卫生部部长陈竺提出"健康护小康，小康看健康"三步走战略，国家层面的医疗卫生制度改革向纵深推进，努力实现"到2020年建立覆盖城乡居民的基本医疗卫生制度，实现人人享有基本医疗卫生服务，国民健康水平接近中等发达国家水平"[7]。随着国民健康事业的推进，政府意识到，医疗是生命的安全后盾，功能的呈现更多是救治性、介入性和支撑性，但国民的整体健康不仅需要医疗这种补救性、强制性的安全保障，更需要具有建设性、非医疗性的方式来帮扶提升。2016年8月，习近平总书记在全国卫生与健康大会上强调："没有全民健康，就没有全面小康。要把人民健康放在优先发展的战略地位，加快推进健康中国建设，以普及健康生活、优化健康服务、完善健康保障、建设健康环境、发展健康产业为重点，努力全方位、全周期保障人民健康，为实现'两个一百年'奋斗目标、实现中华民族伟大复兴的中国梦打下坚实的健康基础"[8]。同年，中共中央、国务院印发《健康中国2030规划纲要》，将国民健康事业的发展上升到国家战略高度，成为医药卫生领域合力共建的方向，也是今后十五年推进中国健康事业建设发展的设计方案。

健康中国战略的提出进一步强调，推进健康中国建设要坚持预防为主，以预防为主减少疾病发生，通过推进健康管理事业发展促进全民健康[9]。健康中国的新话语、新标准、新导向为医学教育改革提出了新理念、新要求、新途径。因此，厘清健康中国战略与医学教育改革的关系对医学教育的改革方向和价值体现具有重要的作用。

三、现代医学教育改革

> 尽管这个问题我已经说得很透彻了，但还是会有些医生和诡辩者们坚持说：只有先弄明白人是什么，才能学会医学，而且任何打算解除人类病痛的人，必须要先学习掌握这些知识……我认为，没有任何其他方式比学习医学能让人类更清晰地认识自然，除学懂医学之外别无他法[10]。
>
> ——希波克拉底《医学的传统》

从最古老的医学传记中可以发现，医学与文明相伴而生，因为古老的苏美尔文明的发源地可以在底格里斯河和幼发拉底河之间的美索不达米亚依稀寻见，而这也是医学及其教育的开始。鉴于本书的着眼点在于教育，且美国的医学教育作为后来者居上的医学教育，因此本书从通常意义上的美国临床医学教育说起。

（一）美国：从学徒制到现代医学教育的变革

19世纪早期的美国，真正意义上的医学院校并不多见，仅有少数几所位于发达的港口城市，且多数医生并未接受过系统的医学教育，而是跟随有经验的医师进行床边学习（临床学习）。那个时期的医生几乎都是到患者家中提供医疗服务的，这也是家庭医生的雏形。学徒每日跟着老师到患者家中进行诊疗服务，并携带老师诊疗时需要用到的工具、仪器和药物等，必要时配合老师进行医疗操作。每次的出诊都是进行医学训练的机会，学徒通过观察来学习，医学实践就是通过这种师带徒的方式实现的。经过日复一日地观察与训练，当学徒认为自己具备了独立行医的技能和经验时，他们就会开始独立执业。这种学徒制就成为美国初代医生培养的教育模式，也是进行日常医疗实践很有效的教学方法。

完成学徒阶段的训练与学习后，一部分学徒开始行医，另外一些则选择了上医学院进行系统的正规的医学教育。

19世纪中期，美国的医学教育机构数量不多且并不存在真正意义上的教学医院。因此，没有提供多少临床教学，当然主要原因也是选择继续深造的学生都是已完成了学徒阶段学习的学徒。医学院的学习时限设置为2年，入学标准仅需有能力支付学费即可，课程内容多类似于当今大内科范畴的内容（当时内科还未成为独立的医学专科）。

19世纪后期，临床教学开始引入了医学院的课程中，成为医学院校教育体系的建构之一，成为医学人才的培养链中关键性的环节。1869年，密歇根大学医学院成为第一个拥有附属医院的医学院校，在医学教育的发展史中具有历史性的意义。1874年，宾夕法尼亚大学建立了大学医院。之后，越来越多的医学院开始建设自己的教学医院为医学生提供实践教学的空间。在这期间，威廉·奥斯勒（William Osler）在约翰·霍普金斯大学创设的临床实习制成为医学教育史上最有影响力的医学教育制度，也被他本人认为是他一生中最有成效、最重要的工作。

直至20世纪早期，美国的医学教育改革基本完成，学习年限由最初的2年延长到3年，后又延长到4年，并基于年级设立相关课程。医学教育秉持"实践中学习"的教育理念，重视临床教学和动手能力，将实践教学纳入医学课程的核心。至此，美国医学教育体系基本形成，至今未发生根本性变化。

（二）中国：现代医学教育的发端与嬗变

中国的现代医学教育是由西方传入的。近代西方医学传入中国可追溯到鸦片战争前后，其特点可概括为"以传教士为媒介、以医院为发端、以医科学校为延伸"[11]。

晚清时期，尤其是鸦片战争后，西方列强入侵中国，清政府割地赔款，西方列强从各个方面加剧对中国的渗透和扩张，其中就包括传教士。传教士们到中国建教堂、办医院、设学校来宣扬殖民文化，推行殖民主义政策。在入侵中国的首批传道士中，美国公理会传教士彼得·帕克（Peter Parker）创建了博济医院，这也是南华医学校的雏形，这所中国最早的西医学校就是在博济医院的基础上创设的，是近代中国西医教育史上的里程碑。上海圣约翰大学、震旦大学、华西协和大学等高校在此之后均设立了医科[12]，进行西医教育，并设立一系列教会医学堂。据统计，在1900—1915年，我国先后建立了323所教会医院和医学院校[13]，但这些医学院校大多是在国外注册的，学校办学自主权都掌握在各举办人手里，医学生们通过毕业考试后可获得毕业证书，所获得文凭为国外文凭或合作大学所认可的学位文凭。西医教育模式的输入，打破了清政府闭关锁国的局面，西方发达国家较为先进的医学思想、医疗技术和医学知识在中国的传播对国内医学教育体制的建立和医学学科的发展起到了一定的推动作用。中国一些开明之士意识到只有自立自强才能摆脱受人控制的命运。国人自主办学的意识开始觉醒，自办西医学校的势头日渐高涨。1927年，由国人创办的首家医学院——第四中山大学医学院成立，1932年更名为"国立上海医学院"。在之后的10年里，在全国的范围内国人自办的医学院校达13所，另有军医学校2所[14]。由于西医学校在医学人才培养上出现整体的规模优势，西方医学教育制度逐渐被国人接纳并扩大影响，这对中国传统的中医和中医教学形成了极大的冲击。为了保护中医传统文化和中医技术，中医专家们开办中医学校、建立中医学术团体，借鉴西方办学模式，努力在兼收并蓄中保存和传承中医，形成了传统中医教育和现代西医教育并存的格局。

新中国成立初期，百废待兴，医学人才资源极度匮乏。全国医疗卫生形式还面临着医学院校少、招生数量少、医疗设备简陋、师资队伍短缺等问题。为了解决上述问题，政府兴办医学院校，大力发展医学教育。1950年召开的第一次全国卫生会议，明确了要进行我国卫生体制改革，建立适应我国国情的新卫生教育制度，进行高等医学院校集中管理，办学模式参照苏联，统一招生、统一分配。

1952 年，我国院系大调整，大部分医学院校从综合性大学中独立出来，高等医学院校的数量减少至 32 所，教学设备与师资队伍进行有效分配，得到了改善，招生人数与学校规模均有所扩大[15]。但 1966 年起，"文化大革命"一度使我国的高等教育走入低谷，直到 1977 年高考恢复，医学教育开始步入拨乱反正阶段，高校的教育管理、教学大纲以及一系列章程修订走向正轨，高等医学教育逐步恢复正常秩序。随着越来越多的医学院校独立出来，管理成本和管理压力日益突出。20 世纪 90 年代，院校合并风潮席卷全国，这是自院系调整之后涉及医学类院校的又一次大规模调整，许多原先独立出来的医学院校又并入综合性大学。据统计，1990—2006 年，全国共有 46 所各级各类高等医学大类 37 个院校（含中医、药学、高专、职工）并入综合性大学或非医学类多科院校[16]。

我国医学教育曲折发展，但医学教育有其自身的规律与运行逻辑，在一系列改革和调整之后，医学模式的转变伴随着教育观念的更新，在实践中深化对医学的理解，使得我国医学教育的改革与发展呈现出新的活力。

四、健康中国战略与医学教育改革的关系

健康中国是国家的战略部署，医学教育改革是国家为实现战略部署而对教育提出的要求。医学教育改革与健康中国战略都服务于国家建设发展的整体需要，在推动国家健康事业发展过程中，两者呈现双向交织的互动关系。

（一）健康中国战略为现阶段医学教育改革指明了方向

健康中国战略作为政府制定的解决国民健康问题——这一社会矛盾较集中的一个领域的方针政策，必然要通过改革医学教育以及与医学教育相关的领域来实现。医学教育改革作为转变当前的健康观念、医疗技术、医学模式等的重要途径，必然受到健康中国战略这一指导方针的影响，如同不同历史时期，国家的教育方针决定了不同历史时期教育改革的方向。

1949 年，新中国成立之初，《中国人民政治协商会议共同纲领》第四十一条明确指出"中华人民共和国的文化教育为新民主主义的，即民族的、科学的、大众的文化教育……"[17] 的教育方针，将建立新民主主义教育作为教育改革的方向。20 世纪 80 年代初，我国处于社会主义初级阶段，坚实的人才支持力量是进行社会主义现代化建设的必然需求。因此，1995 年公布的第一部《中华人民共和国教育法》总纲明确提出"教育必须为社会主义现代化建设服务，必须与生产劳动相结合，培养德、智、体等方面全面发展的社会主义事业的建设者和接班人"[18] 的教育方针。此时的教育改革以培养德、智、体全面发展且为社会主义现代化服务的新人为目标并不断发展。现阶段，在"大健康"的社会背景下，聚焦于国民健康领域，健康中国战略指明了医学教育现阶段的改革方向：医学教育要以全人群和全生命周期为着力点，坚持为人民健康服务，培养高质量的医疗卫生人才，为基层人民的身体健康提供强力的医疗服务保障。

（二）"大健康"理念是医学教育理念改革的核心

教育改革，首先应改革教育理念，使教育理念符合现阶段的社会发展要求。与社会发展需求有关联性的医学教育改革更需要保证医学教育理念与现阶段"大健康"的社会背景紧密结合。可以说，没有医学教育理念的更新，医学教育制度、医学教育内容以及技术方法的改革都不可能顺利实施。例如，现阶段提出的"以疾病治疗为中心"的医学人才培养理念若不向"以促进健康为中心"的人才培养理念转变，就很难调整医学教育的结构，改革课程体系，培养具有岗位胜任力的卓越人才。

医学教育理念是医学教育家和医务工作者对医学教育的基本设想和目标，是医学教育的核心价值，渗透在医学教育的各个方面，包括对医学教育的本质、医学教育的价值、人才培养的标准、医学教育的质量评价等方面。教育理念以社会意识形态展开，反映和体现了一定社会的需要和一定的时代特点。人类疾病谱和死亡谱随着社会的进步与经济的发展不断变化，由此对医学教育产生的需求也在不断地发生变化。2016 年 10 月，中共中央、国务院印发的《健康中国 2030 规划纲要》明确提出"共建共享、全民健康"的主题战略，强调大健康、大国计、大民生，把提高人民健康作为新时代的重要使命。这一战略目标的设定要求加强基层医学人才队伍的培养，提高全科医生队伍的质量，与长期以来我国高等医学教育的目标产生了矛盾与冲突，我国传统的医学教育目标是"培养高层次的临床医学专业人才"[19]已不符合时代需求，医学生的人才培养理念亟须从"以疾病治疗为中心"向"以促进健康为中心"转变，因此重塑医学生以"人"为中心的健康服务理念，充分发挥生物—心理—社会医学模式在人才培养中的作用，让医学生在生物、心理和社会因素构筑的三维坐标里重构健康体系，培养医学生预防、诊疗、养生保健、康复等服务健康全过程知识能力素质，从而提升对患者全方位的照顾水平，才是符合"大健康"时代特点的医学教育理念。

（三）医学教育改革是实现健康中国教育目的的有效途径

人类活动凭借其意识性和目的性区别于其他动物活动。教育作为人类社会的重要活动之一，其通过获得的知识预设教育活动任务，明确教育活动的目的。但教育的目的性受到人类活动意识性的限制性，因此，教育应作为基于其生产和社会生活而进行的有目的、有意识地培养人的活动展开，教育实践是人类的一种经验、知识得以延续的必要活动。当教育过程偏离教育目标时，就需要进行教育改革，即教育内容的重新确定、教育方法的重新选择及具体培养目标的重新制定等，对教育目的进行修正。可见，教育改革体现了人类活动的特性，任何社会对人的培养目标都是通过教育改革来进行的。换句话说，教育改革是该教育阶段人类活动的指向和人类社会的需求有效达成的途径，内涵都指向教育改革产生于社会需要，与现阶段的社会的实际及其发展有着密切关联。为满足社会发展的诉求，必须以需求为导向进行教育改革。就像社会学家白尔格门（Bergeman）所说："教育除造就每个人，使其乐于为社会而生活，并乐于贡献其最优力量于人类生活的保存和改善以外，不能有别的目的。"[20]在目前"大健康"的社会背景下，实现健康中国就是现阶段的社会需求和发展需要，而要满足这一社会需求和发展的需要则必须对现有的医学教育理念、教育方法、教育课程、教育途径等进行改革，通过改革来实现健康中国的教育目的。

第二节 健康中国战略下全科医学教育的背景与方法论

从教育学的视角来看，任何正式的即具有独立形态的教育的发生与维持都取决于一定的社会背景。不同时代、不同历史时期的教育反映着不同的时代特征和时代需求，建立在教育实践基础上的教育思想也在不同程度上预示着教育未来的发展方向，因此，要想全面了解全科医学教育首先就要了解全科医学教育产生的社会背景。

一、健康中国战略下全科医学教育的背景

（一）人口老龄化程度日趋严重

据不完全统计，预计到 2030 年，我国将成为全球老龄化水平最高的国家。2050 年及以后相当长时期内，老年人口总数将超过 4 亿，所占总人数比例将达到 30% 甚至更高[21]。人口老龄化成为当代中国在卫生健康事业推进过程中遇到的难点之一，因为，相较于其他年龄的人群，老年群体的健康风险更大、机体状况更为脆弱，恢复期限更长，病种更多。根据《2019 年中国卫生健康统计年鉴》显示的数据来看，2013 年在调查地区居民两周患病率的情况中，年龄在 65 岁及以上的老年人占比达到 62.2%[22]。同时，患慢性病老年人的绝对数量增加，以及老年人失能趋势上升。预计到 2030 年，患慢性病的老年人数量将增至 3.12 亿，失能老年人数量将增至 9706 万[23]。因此，相比于其他年龄人群，老年人群对卫生服务的需求和利用水平均有着较高的要求。而将提供医疗服务的机构从专科医院迁移至社区卫生服务中心等基层医疗机构能够进一步满足老年人群对基层医疗

的需求。

（二）疾病谱与死亡谱的变化

在 20 世纪的百年发展历程中，人类经济社会不断进步的同时，影响人类健康的因素随着环境的变化而变化。影响人类健康的主要疾病由原先的营养不良导致的慢性病移位于以心血管病、脑血管病、肿瘤等为代表的非传染性慢性病，这些非传染性慢性病成为我国居民健康的主要威胁。2012 年，卫生部统计的数据显示，全国总人口死亡中 85% 是慢性病导致的，而慢性病的负担占到整个疾病负担的 70%。由此可见，慢性病对我国人口健康的威胁程度远超传染病和其他伤害[24]。慢性病的发病诱因较为复杂，往往不是单一病因，而是融合了心理、家庭、社会、环境等一系列因素，单纯依靠医学手段难以消除这些诱发因素。不仅如此，还有些新型传染病随着人类生活方式和文化理念的转变而出现，如艾滋病等的影响更为恶劣，后果也更为严重。疾病类型的明显转变向当前的医疗卫生体系发起了新的挑战，也对现代医学提出了新的要求，因为新慢性病和新传染病不仅与传统生物医学的致病诱因相关，更多的是与生活方式、社会文化以及环境因素等密切关联，并且某些非生物医学因素导致的慢性病在综合性的三甲医院未必能取得更好的治疗效果，基层医院的综合性治疗康复手段反而是更为经济实惠的选择。

（三）医疗卫生资源配置不合理

20 世纪 60 年代以来，医疗技术不断迭代，但各国都面临着医疗卫生成本费用不断上涨的严峻问题。虽然医疗卫生投入不断增长，但是人类总体健康状况的改善却没有和投入成正比，究其原因是医疗资源没有实现合理的配置。据不完全统计，85% 以上的医疗卫生资源消耗在 15% 的少数急危重症患者身上，而仅有 15% 的资源用于医疗卫生需求中占比最大的基层医疗和公共卫生服务项目。这种卫生资源配置不合理现象，导致政府背上医疗财政重负的同时，国民的健康问题却依然没有得到有效解决。这种国民健康现状迫切要求改变目前医疗资源配比情况，加大基层医疗卫生保健投入占比，健全基层医疗卫生服务体系。全科医生作为基层卫生人力资源的主力军，可以以最快的速度、最小的成本、最有效的方法处理人群中不健康或处于疾病早期的个体，有效降低医疗成本，因此，高质量培养全科医学人才是解决医疗卫生资源配置不合理问题、实现"21世纪人人享有卫生保健"要求的有效途径。

（四）健康影响因素的复杂性更加突出

伴随着经济社会的不断进步与发展，人类健康的影响因素也不再局限于生物医学诱因，心理、精神、生活方式、社会环境等非生物诱因的影响愈发明显（见图 2-1），加之"生物—心理—社会"医学模式倾向日渐显露，人们对医疗卫生服务的需求提高，同时健康因素的复杂性已远超专科医疗服务范畴，仅依靠医学技术的精进无法解决全部的健康问题。2002 年世界卫生报告指出，70% 的疾病可以在基层医疗卫生服务中通过普及健康卫生常识的方式预防，以避免病情拖延而导致后期昂贵的治疗成本。而这些措施可以由以全科医生为骨干的基层卫生服务队伍提供。随着慢性病和老龄化时代的到来，疾病更多的是以"照顾"来替代"治愈"，因而，以团队方式开展基层医疗卫生服务、解决复杂的健康问题，提高自身的团队合作与管理能力则成为新的健康背景下医务人员需要具备的职业素养。

新时代对医学卫生人才的新要求与传统医学人才培养要求的差异，让我国医学教育重新思考长期以来过度重视精英教育的合理性，也迫使我们重新审视以往过度重视专科医疗而忽视基层人才培养的模式是否符合新时代的医疗卫生需求。从健康影响因素的复杂性出发，中国医学教育需要推进全科医学人才的培养工作，为基层卫生服务体系建设提供强有力的人力支撑，保证基层卫生服务可及性与可用性（图 2-2）。

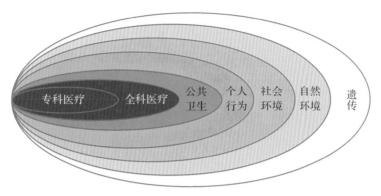

图 2-1　健康影响因素的复杂性

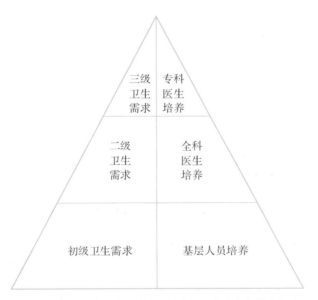

图 2-2　中国医学教育工作重点与居民卫生需求分布适宜图

二、健康中国战略下全科医学教育的方法论

"方法范畴发展到现在，已经成为一个极为广泛的概念，一般是指人们为了解决理论的、认识的、实践的、日常生活的等特定任务或为了达到一定目的所选择和采取的手段、途径和方式的总和"[25]。作为一般概念的"方法论"对研究具

有重要的指导作用，为方法提供重要的思维路线。

全科医学教育的方法论体现的是"大健康"的基本理念。在方法论纵向结构体系中，全科医学教育的方法论受哲学、系统科学以及所属领域学科的思维方式和一般规律的影响，需要从全科医学的学科性质、全科医学教育的规律、全科医学教育的理念等三大任务着手探讨全科医学教育的方法论。

（一）全科医学的学科性质

全科医学作为医学这门具体科学一个研究领域，它的学科属性需要从医学的学科属性中去探寻。医学以人为研究对象，而人是生物、心理、社会的综合体，具有复杂性和综合性，导致医学界对医学学科本质的认识各执一词。由于人自身属性的多重性决定了医学性质的多重性，全科医学作为医学研究领域之一，在基础、临床、预防以及医学人文、医学伦理等众多学科的互证下，表现出"异质综合体"的特点，因此，为了进一步把握全科医学性质，必须从全科医学"异质综合体"的特点为出发点，综合把握全科医学的多重性质。

1. 全科医学的自然科学性质

全科医学的自然科学性质可以从它的研究对象和思维方式这两个维度去理解。从研究对象来说，全科医学的服务对象是人，人是一个由器官、组织、细胞构成的生物有机体，这个有机体是维持生命能量和保证生命持续运转的物质载体，因此，生物属性是人的第一属性。就人类疾病的表征来看，目前人类的多数疾病还是器质性病变为主，解决疾病的方法是从器官、组织、细胞或分子水平来研究疾病的发生发展，治疗的手段是依靠药物、仪器和技术。基于上述疾病的发生和处置过程可见，全科医学在处理疾病的过程必须借助观察、实验等还原方法进行研究，而这些研究方法和处理过程呈现出客观性、准确性和重复性等自然科学的基本特征。从思维方式来看，全科医学注重经验事实，力求客观避免主观。全科医学实践需要解决关于健康和疾病方面种种复杂而具体的问题，对疾病临床表现的确认、疾病本质的认识以及医学理论的归纳都源于具体感性的经验演绎和总结，全科医学的临床思维方式本质上是一种经验思维方式，这种思维方式是以医学实践为出发点，在医学经验的基础上实施疾病认知活动的思维方法。全科医学的有关理论源于研究对象客观规律的归纳和演绎，如生理学、病理学以及关于疾病的预防、诊断、治疗的理论等，都是对认识客体的反映，运用各门自然科学知识和技术去观察对象、解释对象和还原研究对象，力求反映对象的真实面貌，避免主观判断的偏狭。

2. 全科医学的人文科学性质

全科医学的人文科学性质可以从它的服务对象和研究视角这两个维度去理解。从服务对象来说，服务于"人"是全科医学的最终目标。"人"本身具有双重属性：一是生物属性（上文已做过具体阐释，本段不再赘述）、二是社会属性。人的社会属性主要体现在人的心理特征，也就是说，人在维持生命正常运转的基础上，产生了有意识、有思维、有精神的心理活动。一个真正意义上健康的人是需要机体和心理同时健康。躯体健康和心理健康之间存在着一种共生演进的关系，若精神、心理存在疾病，则会产生躯体（生物）疾病。心理治疗法从人的心理活动对健康的影响出发，能够帮助非器质性疾病的患者解决一般医疗技术手段无法治愈的问题。魏尔啸曾在一百多年前说，"社会、经济、政治因素如物理、生物、化学因素一样，参与疾病的发生和转归，因而应对危害健康的社会环境因素加以控制。预防和控制疾病的行为既是医学的，也是社会的。"[26] 该论断反映了人是社会中的人，人的一切生产活动离不开正向或反向社会因素的干扰。从研究视角来说，随着工业化的发展，社会竞争不断加剧，疾病的发生和走向也明显转变，自杀、吸毒、老龄化、突发公共卫生事件等都体现出社会和心理因素对健康的影响日益加剧，这些迫使学界从哲学、伦理学、社会学、心理学等人文社科的视角多维度、多层面进行分析研究，医学的人文科学属性逐渐彰显。人文科学与自然科学一样以事实的观察为研究起点，探寻真理，揭示事物真相，以"润物细无声"

的方式影响着自然科学。人文科学将学科特有的思维方式和价值观融入科学的观察、判断和分析之中，对医学中的时空、客观和实验的教育具有极大的互补性，最大限度地弥补医学的局限性，帮助全科医学最终实现服务于"人"这个终极目标。

3. 全科医学的应用科学性质

医学作为一门强应用型学科，在实践中彰显了其存在的价值。中世纪阿拉伯医学家阿维森纳在其名著《医典》中提到的："医学就是维护健康、恢复健康的技艺"[27]。英国科学史家亚·沃尔夫同样认为："医学是治愈、缓解和预防疾病的、在本质上是实用的一种技术。"[28] 医学需要探寻生命的本质，揭示生命发生、发展的规律，从而解答如何保持健康、治疗疾病这个实际问题。健康问题的解决就是医学诊断技能、理论、手段和方法的技术性应用，这一点在全科医学的临床应用上更为明显。全科医学作为一种实践性的科学"与创造和繁荣文明的科学文化不同，因为全科医生的职业要求把知识应用到日常生活。这个职业是连接文明和日常生活的纽带，与日常生活和平凡百姓密切相关"[29]。在服务百姓的过程中，全科医生需要用全科医学的知识、实验方法、技能和手法等，日常的健康问题解决均是医学技术的应用。

简言之，全科医学具有多重性质，是诊断、治疗和预防疾病，恢复、维护和增进健康的科学；是救死扶伤、诊治疾病、维护人类健康的实践；是包含丰富自然科学和社会科学的综合性学科。因此，全科医学体系要在正确认识全科医学多重性的基础上进行合理的建构，我国卫生事业在实施组织管理、开展医学研究、进行临床实践、开展医学教育时，也要关注全科医学的多重性质。

（二）全科医学教育的三大基本规律

全科医学教育需遵循两个原则，即尊重全科医学的发展规律和符合社会发展需求。尊重全科医学发展规律，明确全科医学自身的特点和属性，目的是使全科医学教育更加符合全科医学的发展规律和人自身发展的规律，从而培养更高质量、能够适应社会发展需求的医学人才；适应社会发展的原则强调社会的需求是全科医学发展的内驱力和杠杆，生命的有限性和患病的必然性与人类健康的需求之间的矛盾、现代医学的全方位转变以及社会需求的多元化倾向都督促着全科医学不断发展的步伐。因此，全科医学教育应当基于临床思维、卓越教育、医教协同等三大基本规律（见图2-3），充分体现学科的综合性、应用性特点及职业精神的塑造。

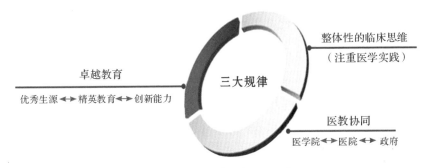

图 2-3　全科医学教育三大规律

第一，在思维方式上，全科医学思维方式有三个基本特点。

首先，全科医学强调思维方式的多维性。在人类疾病谱和死亡谱发生巨大变化的当代，人们冷静地分析疾病趋势时，会发现传染病和慢性病依然成为人类健康的重要杀手。传统的疾病分类方法把疾病分为感染性疾病和慢性疾病两大类，每一种疾病模式尽管受到生物医学框架的束缚但依然有着强烈的社会内涵，并没有脱离社会关于个人健康和社会责任的态度。如艾滋病，既是传染病又是慢性病，因此艾滋病的多维性提醒人们越来越多地关注新疾病强调病原学、传播和预防而不仅仅是临床控制。全科医生作为居民健康的"守门人"需要以多维视角去审视新出现的病种，除了从传统的专科技术和诱因去阐明疾病外，全科医学强调的是全过程、全方位、多维度的审视视角和干预框架，目的是系统性寻找控制策略和干预措施。

其次，全科医学思维方式注重经验的归纳。全科医学在很大程度上是一门经验科学，其思维方式所采用的是一种经验思维方式。由于全科医学实践涉及的核心问题是解决关于健康和疾病方面的复杂且具体的问题，这些具体问题牵涉临床表征—疾病本质的认识—临床经验的获得—医学理论的归纳等逻辑顺序，而这些医学诊疗的过程受制于具体的感性的经验。与此同时，全科医学临床思维活动模式因受到医学模式、医学发展水平等因素的限制，基本上沿循诊断疾病的相关途径来进一步开展。即以医学实践经验为出发点，并在以往临床实践经验的基础上认识医学活动。

最后，全科医学思维方式追求整体综合性。全科医学以医学整体观为逻辑基础，研究疾病的"共性和特性"、患者的"自然和社会"状况、医生的"疾病诊治"作用以及各种致病因子等要素，因此，其思维方式以整体性和综合性为表征。全科医学在研究以还原论为基础的生命现象在物理、化学过程中的特殊本质的同时，更多地关注在有机整体联系中有着重要意义的元素，如激素、免疫、情绪、环境等对疾病的影响。全科医学不仅研究微观层面的器官疾病，也向个体、群体和社会的宏观方向扩展，在向宏观延展的过程中，人体呈现为一个多层次、多因素的复杂系统。"要理解一个整体或系统、不仅需要了解其各个部分，而且同样要理解它们之间的关系。"因为其整体性，只有在各个要素的有机联系中才能得以体现[30]。

基于以上全科医学思维方式的逻辑脉络，在人才培养的过程中全科医学教育更加注重思维方式的探索性、开放性和批判性的塑造，因此全科医学教育要避免"书斋式"教育，把医学实践放在人才培养重中之重的位置上，使得我们培养出来的全科医学人才首先是个"会看病"的医生。

第二，全科医学教育作为一门专业教育，同其他医学专业教育一样表现为一种高层次的教育，即全科医学人才必须体现优质生源、精英教育和创新能力于一体的卓越式教育。基于全科医学学科的特殊性，全科医生需要具备知识储备多、跨学科能力强、专业素养优等多种品质与能力于一身，这就要求全科医学教育需要深入实践三个层面：入口关、培养关、能力关。

一是严把"入口"关，保证人才入口的高质量。正如希波克拉底所言："对于具备学医条件的人来说，他一定要拥有当医生的天赋秉性、良好的环境、教育、勤奋和时间。但先决条件是他的天性，勉强学医的人只会徒劳无功"[31]。在这里，希波克拉底是想要告诉人们，医学行业的门槛是极高的，并非随意可踏入，一名合格的医生所具备的知识和智慧、能力和责任，只有德才兼备的人才有可能承担。全科医学教育的成功与否首先取决于培养出的医学人才质量的高低与否，尤其是社会紧缺的全科医学行业，更需要选拔出优秀的人才加以训练，确保人才层次和教育质量的统一，使得全科医生和专业医生可以同质化培养。

二是实现全科医学人才的精英化培养。全科医学不是以器官为导向的单一维度的医学专科，而是集生物医学、心理学、社会学等多种科学于一体的学科，学科的多元性决定了基层医疗卫生行业的复杂性、艰巨性、高要求性和高技术性，因此全科医生应该是一群素质优良的群体，全科医学教育也必须是精英教育。全科医学教育强调通识教育、专业教育和职业素养教育三轨并重，强调宽泛而扎实的医学理论知识和实际临床工作技能，要求医学生具备跨学科全方位的知识结构体系，着力点在教化"职业素养""发展潜力"和"胜任能力"，换句话说，就是培养一个优质的待分化的精英干细胞。

三是医学生创新精神和能力的普惠培养。在医学范畴中，"能力指的是一名医生能够在医疗实践中整合各种特点和素质以及知识、技术和态度，将其应用于改进人们的健康和医疗水平的才能。"[32] 因此，学生创新精神和能力的普惠培养源自自然科学研究和医疗实践，在科学研究中培养学生的批判意识和探究能力，在医疗实践中训练学生的创新应用能力。学生以批判意识与创新能力的培养接受新问题新挑战，以新的科研成果与新的临床技术服务医学人才培养。通过请具有德"医"双馨的名医大家上讲台、下临床、带实验、练技能的方式，学生方能全方位投入到医学教育中，同时学生的创新精神、创新能力在名医大家的言传身教中不断被培养，探究潜能不断被挖掘，学生也在汲取知识的同时互相激励、共同超越。

第三，着眼于健康中国建设对全科医学人才的迫切要求，医教协同是实现高质量全科医学人才培养、推进全科医学教育改革、实现医疗卫生资源共建共享、保持全科医学教育整体性的重要途径。医教协同的经纬可以分别从"医"和"教"来解读。

就"医"的"经度"来说，"我认为医院是通往医学的唯一途径，也是医生的目光首先投向的地方"[33]。医学生有一半的修业年限在附属医院，因此，附属医院教学质量的好坏直接影响到医学生的培养效果，无论是彼得·洛维（Peter Lowe）采用的"问题—回答"学习模式，还是费拉卡斯托留斯（Fracastorius）在描述梅毒时运用的诗歌模式，诞生地都是医院。因此，附属医院的教学对于挖掘学生在改变知识、提高技能和超越学习中的潜能，帮助他们不断改进实践、提升经验的影响不可小觑。此外，"从教育学的角度来看，现代医学如同其他科学的教学一样应该有鲜明的实践性特点。学习不应该仅仅是观察、聆听和死记硬背，而是应该实际动手操作。"[34] 医学实践的重要性不言而喻，因此，医院作为医学生学习和实践的空间，在医学人才培养中发挥着不可替代的作用。

就"教"的"纬度"来看，医学院校为医学生提供知识传授的学习环境，培养医学生在未来成为一个合格医生所具备的各方面能力，通过课堂教学、学习方法以及思维方式等多渠道帮助医学生掌握扎实的医学基础知识，通过职业态度和职业价值观的引导塑造医学生正确的职业认知和专业素养，此外，社会观念和生活方式的改变使得在影响人类健康的各类因素中，有时还需要综合考虑政治、经济、社会以及文化等对健康的影响，而这些知识的习得有赖于院校学习阶段通识课程相关知识的传授。基于此，医学院校对医学生医学知识的习得和专业素养的训练发挥着不可替代的作用。在医教协同中有一个重要支撑环节，就是政府，政府在构建标准化、规范化全科医学教育人才培养机制中起着关键的作用。政府在资源整合过程中起到了搭建桥梁的关键性作用，政府统筹教育资源、地方资源、企业资源等各方力量，使得教育部门和卫生相关部门协调配合，健全多渠道的卫生医疗保障经费的机制，为全科医学人才培养凝聚合力，并通过政策制定、制度设计为全科医学教育实践的良性运转提供有力支撑。

医教协同是以医院为基础的医学教育模式的延展，医学院倡导学究，医院注重实践，政府提供保障，三者通过医疗空间整合、医疗资源整合、医疗知识整合、医疗功能整合，充分激发全科医学教育内源性要素的生命力和外源性要素的保障力，最终，建立一种特殊的"医学磁场"，增进患者和社会的福祉。

（三）全科医学教育的理念

在新时代不断发展、社会变革加速、疾病谱突变的背景下，"大健康"理念凭借其关注人生老病死、衣食住行等多方面健康状况的特点，成为了人们认识生命全局的认识论和方法论。"大健康"理念从社会整体健康的角度出发，不仅包含着生物学范畴的躯体健康，还包含着社会、环境、心理、精神、道德等层面的健康状态。从系统论的角度看，大健康不仅指的是以还原论为基础的生命体内部系统各个器官的局部之和，它还包含了生命体本身与社会、心理、环境等外源性因素构成的系统之间的联系，这种联系不是简单的线性关系，而是交错的非平衡态的立体网，不仅具有复杂性和层次性，还具有动态性和不可逆性。基于此，国家将"大健康"的理念贯穿于建设健康中国的各个方面，同时建立了以人民健康为中心、以预防为主，倡导健康文明生活方式、建立健全健康教育体系、多方协同优化健康服务体系的健康中国基本框架。

全科医学在"大健康"理念的引领下，获得了全新的思路与发展空间。

首先，"大健康"理念强调了对医学精神的塑造。关注人全生命周期的发展过程，是"大健康"对人生命整体进行重新深入思考的途径；"大健康"的运行轨迹呈现从基点运行到终点的特点，即诊治人的躯体健康到关注人的心理健康直至临终关怀。"大健康"理念贯穿于全科医学教育全过程和全方位，着重于医学生医学精神的塑造，要求医学生将患者躯体与患者生命整体相联系，而不是单一只考虑病原体、症状、病灶等疾病的局部因素。医学对生命价值的高度体认是将终极关怀视为医学精神追求的最高价值，医学的终极目标是提高生命从出生到死亡的全过程的质量。

其次，"大健康"理念为全科医学人才培养提供了新的教育内容。对全科医学教育而言，应该把"关注人的全面健康"作为全科医学教育规划的目标，完善全科医学教育体系，着力培养高质量的全科医生。就培养目标而言，首先要明确全科医生作为居民健康的"守门人"的战略定位，确立培养"知识结构全面、专业技术能力强和具有人文关怀的全科医学人才"培养目标；就培养过程而言，全科医学"岗位胜任力"标准的构建、"系统整合式"课程体系的建立、"系统化、标准化"临床技能培训的开展均需要以"大健康"为导向，全科医学教育的内容则需要在将综合诊疗、预防疾病、健康管理作为其基本内容的基础上，进行内容体系的重新架构；就培养机制而言，应使人才培养、条件保障和管理体制三方联动，构筑全科医学人才培养和使用一体化的培养框架，推动普及健康生活、优化健康服务、完善健康保障、创设健康环境、发展健康产业为主要内容的"大健康"驱动战略，建立新机制和新标准，推进全科医学教育的新发展。

最后，"大健康"理念要求全科医学在多维度间相互协同配合，即在政治、经济、社会、文化之间竞相嵌入，在教育系统、卫生系统、医药系统之间通力合作。在相互支持、形成合力的基础上，共同推动医教协同，助力全科医学教育体系的建构，共同构筑好人民群众健康关口的第一道闸门。

第三节　全科医学教育的历史与理论重构

当站在"大健康"的视域去探寻未来全科医生的培养问题时，应当通过对全科医学教育历史发展脉络的梳理去重铸全科医学教育的内涵，新的视界植入新的话语，全科医学在"大健康"理念的投射下构建时代印记的新文本。

一、全科医学教育的历史发展

自 20 世纪 80 年代现代医学概念中的全科医学引入中国，经历学科理念的接受—局部实践—重视与发展等阶段，现已成为"大医改"的关键任务和基础工程。

（一）我国全科医学发展的历史回顾

全科医学的历史在我国可以追溯到新中国成立之前，有一批问诊把脉、走村串巷的传统中医，也就是所谓的"郎中"，就是我国本土境脉的全科医学"先行者"。新中国成立后，国家百废待兴，医疗资源极度匮乏，为了满足广大乡村地区的医疗救治需求，"赤脚医生"应运而生，被称为具有中国特色的医疗模式。随着社会的变革、经济发展，"赤脚医生"诊疗水平低、误诊率高、救治率低等问题不断出现，20 世纪 80 年代逐步退出了历史舞台，完成了新中国历史上"全民医疗"的第一次伟大尝试。

改革开放后，西方发达国家的全科医学理念和全民医疗制度引入中国，开始了学科理念逐步接受阶段。1989 年—1993 年，第一届全科医学学术会议在北京召开、中华医学学会全科医学分会成立。我国全科医学事业的发展在北京全科医学会、国内首家全科医师培训中心等组织机构的逐步成立下正式拉开了帷幕。通过吸收国外全科医学的理论原理，用具有中国特色的全科医学模式改造社区医院和基层医疗保健站，我国初级保健的质量和卫生资源的利用率逐步提升。1997年伊始，我国政府出台了一系列文件，如《关于卫生改革与发展的决定》《发展全科医学教育的意见》《建立全科医生制度的指导意见》等，着力推进全科医学，从全科医生的保障政策、城镇职工基本医疗保险制度、全科医师培训规范化制度以及"5+3"全科医生培养模式等各个方面推进全科医学深根发展，全科医学迎来了发展的春天，全科医学的扎根为深化"医改"，为破解"看病难、看病贵"的民生困境开辟了一条光辉道路。

（二）我国全科医学教育的历史演进

20 世纪 80 年代末，全科医学开始在我国部分医科院校试点，在学科建设、师资培养、院校教育、毕业后培训、继续教育等方面不断开展有益尝试，从局部实践到有序推进，积极探索一条适合中国国情的全科医学教育发展之路。我国全科医学教育 30 多年的发展历程大致分为三个阶段。

1. 全科医学教育的萌芽及初步开展阶段

1989 年 11 月，首届全科医学学术会议在北京召开、全科医师培训中心在首都医科大成立。不仅在我国意味着"全科医学"这一新学科正式进入公众视野，而且标志着全科医学教育在我国的正式开启。在这之后，地区和地区医学院都开始了全科医学的实践。在地区实践上，北京、上海、浙江、天津、山东等地积极开展全科医疗试点；在地区医学院实践中，多领域、多层次的全科医学教育正在被逐渐探索。1996 年 12 月，首次全国卫生工作会议在北京召开，同时出台了《关于卫生改革与发展的决定》。《决定》强调进一步提高人民健康水平需要以深化医药卫生体制改革为重点、加强公共卫生服务的落实、加快全科医学的发展、加大全科医生培养的力度；同时，针对医学教育指出要不断深化高等医学教育改革，以办好医学教育为目标，能够培养出一支适应社会需求、拥有合理结构、德才兼备的专业卫生团队。

在该背景下，全科医学教育的发展方向被不断明确，全科医学发展迎来新契机。

2. 全科医学教育的全面启动阶段

1999 年 12 月，全国全科医学教育工作会议在北京召开，这次会议的召开标志着我国全科医学教育工作开始走上规范发展新阶段，是我国全科医学作为一个独立学科从概念引介、政策导向走向学科建设、教育实践的重要过渡阶段。2000 年—2002 年，我国相继颁布《发展全科医学教育的意见》《全科医师岗位培训大纲》《全科医师规范化培训试行办法》《全科医师规范化培训大纲（试行）》《关于加快发展城市社区卫生服务的意见》等一系列文件，从学科建设的角度对全科医学人才培养提出指导性意见，明确学科建设的目标、模式、内容、体系以及支持系统等。此外，国家大力建设全科医师培养基地。2006年，卫生部明确了全科培养标准并创建34家全科医师培养基地；截至2008年，除西藏外全国各省均成立全科医学培训中心。

至此，全科医学教育培训体系已经基本构建。

3. 全科医学教育发展的新时期

2009年3月，中共中央、国务院印发实施《关于深化医药卫生体制改革的意见》，新医改正式启动。新医改要求加强全科医学教育，采取定向免费培养等多种方式大力培养服务基层的全科医生。为了进一步推进我国全科医学教育，加强全科医生队伍建设，国家出台一系列聚焦全科医生的专项政策，如《以全科医生为重点的基层医疗卫生队伍建设规划》《全科医生规范化培训标准（试行）》《助理全科医生培训标准（试行）》《关于改革完善全科医生培养与使用激励机制的意见》等，不仅提出了培养的具体目标，还就培养途径、培养模式、培养标准、准入条件和资格考试等作出了明确规定。

为了加强全科医学的学科化建设方向，全科医学从局部试点到全国覆盖，逐步确定全科医学的学科地位。2010年，作为全科医学试点城市的上海，也先于其他城市在全国建立了省级层面的住院医师规范化培训制度、开展了住院医师规范化培训与临床医学硕士学位衔接的改革试点；同时还配套出台了一系列支撑该项制度的政策措施，如认定培训基地、统一培训标准、衔接学士学位等。2010年8月，临床医学（全科医学领域）专业学位设置方案研讨会在全国医学专业学位研究生教育指导委员会的召开下，临床医学增设全科领域专业学位的研究被进一步推进、全科医学专业学位办学要求和研究生指导性方案制定更加深入、全科医学研究生教育培养机制更加明确更加规范。之后，北京大学等80余所全国高等医学院校开设全科医学专业硕士学位研究生教育。同年12月，教育部、卫生部在北京联合召开全国医学教育改革工作会议，会议强调了全科医生培养的重要性，并要求加强全科医生规范化培养规划统筹、政策保障、能力建设、质量控制；同时着眼长远，推进全科医生人才培养模式的创新、推进以全科医生为重点的基层医生人才培养工作[35]。

至此，我国的全科医学发展，正式步入制度化的轨道。

二、全科医学教育的理论重构

基于全科医学在我国发展的历史脉络的梳理，可以发现，全科医学的学科发展走向随着时代的发展和国情的变化而不断调整定位和方向。如今，当站在"大健康"的视域去看待未来全科医生的培养问题时，应当从健康问题根源入手，从整个医学模式转变的视角去重新审视医疗卫生体系，打破"医疗卫生"在"健康事业"中的绝对垄断地位，摆正"医疗体系"只是作为整个"大健康"体系的一小部分的定位，重构在"大健康"理念指导下的全科医学教育的内涵、逻辑与目标。

（一）全科医学教育的内涵

教育改革与医疗卫生体制改革是医学教育涉及的中国改革方面的两大热点与难点。一方面，教育改革是实现教育强国、推进中华民族伟大复兴的基础工程；另一方面，医疗卫生体制改革是推进健康中国、彰显民族昌盛、国家富强的重要标志。而教育改革与医疗卫生体制改革两大战略通过医学教育相互连接。作为以健康中国为背景的医学教育的基础，培养既有数量又有质量的全科医生，则成为健康中国建设的重要场域，没有高质量的全科医学教育，健康中国建设就没有基本保障。全科医学教育是教育优先发展战略和健康中国战略的重要结合点，没有高质量的全科医学人才，健康中国建设就缺乏保障。加强以全科医生为重点的基层人才队伍建设，是缓解资源分配不足和人力资源短缺的重要途径，也是推进分级诊疗制度建立、满足人民日益增长的健康需求的有效途径。

全科医学教育的话语体系中包含了在"生物—心理—社会医学"模式以及"大健康"理念指导下对全科医学学科理论建设和全科医学人才培养体系改革的条件性内涵，包括转变健康观念，树立"以患者为中心"的全人照顾的临床思维模式，建立"整体医学"的学科逻辑起点，以"科学主义"和"人文主义"作为理论基础，实现培养卓越式全科医学人才的教育目标。

（二）建立以人为中心的全人照顾的临床思维模式

以正确的临床思维方法才能够培养出高质量的全科医生，而丰富的临床实践则有助于正确的临床思维的培养。作为一名全科医生，要能够自觉地、有意识地运用科学思维方法开展临床诊治工作，而全人照顾临床思维模式的建立也要以患者为中心。其中关涉两个核心要素：一是临床思维，二是以人为中心的全人照顾。

1. 临床思维的主体和客体

从根本上讲，临床思维是一种认识活动，是处在临床中的人脑作用于临床对象的一种认知活动，其动能取决于临床思维的主体，即临床思维的承担者或运用者；而临床思维客体是指思维主体所认知的客观对象或物体的形象，一般指临床思维活动所指向的病例范畴或疾病现象。临床思维主体和临床思维客体间若想发生有效关联，还需一个重要的媒介物，即临床思维工具。临床思维工具既包括基本理论知识也包括思维方法，抑或指物质技术手段，通过有效运用这些临床思维工具，主体的临床思维活动就可以作用于临床客体，产生有效关联，进行能动的认识活动。从科学认识论的角度看，临床诊断即是这种认识活动的表现形式，是临床思维主体借助一定的媒介，按照一定的思维方式对临床客体的表征所作的解释和说明。

从另一个方面来说，能将临床思维主体与临床思维客体建立有效关联的中介机制还有医生和患者之间的关联，即医患关系。全科医生的医疗活动本质是全科医生与患者之间建立的一种关联活动，这种关联的建立是在全科医生与患者的接触和交往的过程中完成。在这个过程中，通过患者寻求帮助，医生提供帮助，人与人之间特殊的关系模式被建立，而关系的建立将进一步促进或阻碍疾病的诊断和临床思维的导向。关系模式投射的结果或引致积极的治疗效果，或导致恶性的医疗后果。作为临床思维的主体，即医生，需要具备关心和同情的艺术品质，医生只有与患者共情，以仁爱之心投入与患者的交流和沟通中去，了解患者的情况、解决患者的疾苦，让患者切实感受到医生的真诚与专业，患者才愿意投射信任于医生，不质疑医生的专业水平和医德素养，如实陈述病史，主动配合问诊。良好的医患关系必须建立在医生对患者的全面了解、患者对医生完全信赖的基础上，临床思维才能发挥正效用。

2. 以人为中心的全人照顾的思维方式

全科医生"以人为中心"的服务模式确立了基于"生物—心理—社会"医学模式下全人照顾（whole person care）的临床思维理念，这种综合性、整体性、全局性、的思维模式要求医生必须以患者的需求为导向，始终站在患者的立场考虑患者的感受来问诊病因、检查病症进而作出临床决策。医患之间以信任为基础，建立良性互动的合作关系，互相配合、互相理解、共同诊疗。"以人为中心"表明全科医生在问诊的过程中突破传统专科围绕"疾病"本身进行判断和诊治的思维方式，视"患者"为临床诊疗的资源集合体，不仅围绕疾病本身进行询问，更对患者心理、行为以及社会等各方面进行探查，实施多维的、全面的、综合性的诊断。患者是承载具体疾病的生物机体，具体疾病和人体是深度融合的，你中有我、我中有你的浸入关系，在临床实践中，全科医生要想对疾病做出正确的判断，除了在生物医学方面考虑疾病与机体本身的组织、器官的相互影响外，还应突破医学本身，对患者的心理、经济、家庭、社会环境等方面进行综合考虑。要在进一步了解疾病、诊断疾病、治疗疾病的同时，从多维度对疾病做出审视和判断，以揭示疾病症状、体征背后存在的潜在心理问题、社会问题、文化问题，做到既看病又看人，不仅能够加快实现现代医学模式下的多维服务，还能够彰显出现代医学下全人照顾服务的基本要求。

（三）"整体医学"是全科医学教育的逻辑起点

"整体医学"最初源于"医学之父"希波克拉底对医学的认识。希波克拉底认为，人体是一个有机整体："整个机体被分成部分，各部分相结合构成整体"[36]；"各个局部形成一个整体，在各自的部位上，共同起作用。"[37]在医学实践将"医学艺术作为一个整体，着眼于医学艺术整体"[38]。希波克拉底的"整体医学"理论的范畴体系主要有自然病因、体液病理、心理社会病因、医学遗传学、疾病过程等理论构成。

1. 自然病因理论

自然环境对人体健康的影响是自然病因理论强调的内容。有学者提出"病各有自己的自然性质，没有自然原因不会得病"[39]。希波克拉底同样认为，人就像花、草、树、木一样，都是大自然的一部分，彼此相互作用、相互影响，一切自然因素都是疾病过程的外部条件。季节、气候、风、水等自然因素都对疾病的产生和发展有一定的牵制作用，如流感，此类疾病就受于季节变化影响而呈现不同的流行特点和异化性质。此外，希波克拉底作为第一个研究空气污染致病作用的人同样认为自然环境的污染一定程度上会导致人体疾病，因此才有"空气一直在受那些对人类有害的杂质的污染，因此，人才会得病。"[40]的结论。

2. 体液病理理论

体液病理理论强调人类疾病是人体体液的失衡导致的，体液过多或过少都会导致疾病的发生，希波克拉底认为保持或恢复液体的平衡是医学的任务所在，因此他提出："医学的实质就是加法和减法，减去过多的，加上不足的"[41]。疾病过程内外机制就是体液失衡的结果是希波克拉底的体液病例思想，而人类机体的整体平衡性是自然和谐性的呈现，人类机体的平衡状态取决于遍及全身的液体平衡状态，因此机体状态平衡，人体就会健康。当机体的外部因素发生改变，体内原有的状态被打破，某一种习性体液过多或者欠缺就会产生疾病。此外，他还认为，人体的体液共分为四种：血液、黏液、黄胆汁、黑胆汁，分别表现为热、干、冷、湿的特质，不同体液的不同比例还会引发不同的疾病，在一定条件下成为病因。

3. 心理社会病因理论

希波克拉底认为，疾病的发生过程不仅受自然因素的影响，患者自身的心理、社会、文化等因素也会成为疾病发生的诱因，因此，医生不能片面只观察疾病的单一维度，而是要研究一切与该疾病相关涉的元素，包括疾病本身和患者的生活方式、生活习惯，以及患者的心理和思想。因为心理会在人类躯体感受到疼痛、不适或受到侵害时受到恶性刺激，产生或激烈或抑郁的对抗情绪；在强烈的心理应激状态下，心理状态的恶性循环会影响人类机体本体，进一步加剧躯体疾病的严重性。

4. 医学遗传学理论

医学遗传学思想主要是从生物医学的角度来解释疾病发生原因，希波克拉底认为，虽然遗传的物质基础由看不见的颗粒（种子）传递，但是人类机体的每个部位都提供了遗传颗粒，遗传颗粒与人体之间存在密切的关系，遗传颗粒健康则人体健康，遗传颗粒携带疾病因子则人体发生疾病。因此，"人的状况来自于人体的各个部分，健康的起因在健康的部分，疾病的起因在有病的部分"[42]。此外，后天获得性能够遗传，当人类在日常生活中接收到机体外部条件的改变而使自身机体发生改变或异化，这种改变会遗传给后代。希波克拉底的遗传学思想尤其是颗粒性遗传理论被现代遗传学认为在遗传学史上具有开创性的意义。

5. 疾病过程理论

疾病过程理论体系主要包括早期诊治观念、转换期理论、疾病周期理论、预后理论、治疗学思想、养生保健思想、医学复杂性观念、医学伦理和医学人文等理论范畴构成。

（1）早期诊治观念

希波克拉底重视疾病早发现、早诊断、早治疗的重要性，认为疾病在出现临床表征之前就已经潜伏在机体内部了，只不过人类机体还没有出现临床症状和不适感，所以他提出："人类所患疾病并不是一下子得的。在患者突然发病前，其发病因素已在逐渐集聚。我也发现，部分患者的临床症状表明患者尚属健康时即已被疾病所控。"[43]的结论。这与现代医学"病前状态无症状"的观念如出一辙。因此，早期诊断对疾病预后以及康复有重要的价值和意义[44]，希波克拉底强调疾病要早诊早治。

（2）转换期理论

希波克拉底的转换期理论在《全集》中约有 40 处论述。"转换期"，英文"crisis"，《文集》译为"分利"是"古希腊的医学术语，特指病理体液经体内腐熟后排出血液而使急性热病好转的现象"[45]。转换期理论主要强调的是：转换期是病情转变的一个信号，疾病发展过程中的一个转折点，转换期与"七""三"和"四"等特定的日期有关，在转换期内，当疾病表现出有好转的趋势时，凭借疾病转换的动因，即体液在体内淡化或减少，机体内会将携带疾病因子的体液向外排出，给出康复的信号。

（3）疾病周期理论

希波克拉底认为，疾病发生、发展和消亡等的临床症状有疾病本身的自然周期，在疾病自身的生命周期之后，一些疾病会自我消亡，患者会重获健康。疾病的周期可分为三个阶段：无热期—发热期—分利期。即致病病原经历了在没有消化作用的阻碍下进入体内导致发病，病原再由身体发热变成无毒之物，最后把毒物排出体外[46]。

（4）预后理论

希波克拉底的预后思想以"循症预后"为特征，提出医生判断患者疾病预后症状需要掌握患者真实可靠的相关证据，同时还总结了众多的具有预后提示意义的临床症状，后来，经希波克拉底发现，肺结核等传染病是"高死亡率"的疾病，因此，希波克拉底成为最早研究疾病死亡率的医学家之一。[47]

（5）治疗学思想

治疗学思想是以依顺自然、重建平衡为主要核心。

在体液病理理论中已经阐述，疾病的发生是因为人同自然之间、不同体液之间的平衡被打破，原先已经达到均衡状态的体液比例被破坏，机体内部体液失衡导致疾病产生，"许多病还是本能地可以自愈"[48]，体现了自然本身在疗愈方式上表现出来的积极性。而患者通过自然疗愈方式，通过将过剩的体液从机体内部排出，使机体内部的体液重新达到平衡，以实现痊愈。基于这一原理，医生通过放血、吐泻、洗浴、热敷等医学方法帮助患者排出过剩体液以维持体内体液的平衡，以治疗疾病，如放血法以去除体内多余体液为目的，"以净化体液化解积脓"[49]。

（6）养生保健思想

养生保健是希波克拉底医学理论中的重要内容。希波克拉底的学术书籍中关于养生保健问题及相应观念的篇幅约占1/9，其主要内容包括饮食、运动以及季节等因素与养生的关联，以及如何遵循这些因素的规律实践养生。希波克拉底养生保健的合理思想的内容有提倡体育活动、注意食物营养的均衡摄取，主张养生和季节变化相适应等等[50]。

（7）医学复杂性观念

医学复杂性理论主要是强调疾病临床表征的非唯一性，有的疾病表现在临床观察上并没有明显的症状，但实际上病种已经在人体中种下了，某些疾病表现出并发症、不典型等非一般性临床表现等，进一步体现了医学的复杂性，同时医学的合作方式也是医学复杂性的必然要求。如希波克拉底就曾针对医学复杂性提出："生命短暂，艺术永存，机会转瞬即逝，经验极不可信，判断准确，实在难能。医生之责，非一己可完成。无患者和他人合作，则一事无成"[51]。

（8）医学伦理

医学伦理思想强调的是医生的仁心仁术的职业素养，强调医者仁心是医生的职业灵魂，精神力量之所在，务必想患者之所想，急患者之所急，始终站在患者的立场上为患者的利益考虑，将患者的生命和感受作为执医首要原则，就像希波克拉底在《誓言》中说到："凡入病家，均一心为患者，切忌存心误治或害人"[52]。此外，希波克拉底还要求医生遵守禁止为妇女堕胎、保护患者隐私等职业戒律。医学伦理思想成为医学后人遵循的具有时代穿透力和生命感召力的精神财富。

（9）医学人文思想

作为一名合格的医生，必须摒弃以医学作为谋利手段的观念，而是要将医学实践在理性层面升华为一种精神理念，即医学必须以患者的生命为重，尊重生命，对生命怀有敬畏之心，在医学上做医学的仆人，提高自身的医学人文品格，加深自己的人文修养，做到仁心仁术大爱无疆，才能做到希波克拉底所推崇的以"哪里有人类之爱，哪里就有医学之爱"[53]为中心的关爱生命的人文思想、敬畏生命的人文内涵。

（四）全科医学教育的理论基础——科学主义与人文主义之融合

科学主义和人文主义在历史上一直作为两种思想而对立地发展着，而且随着不同时代的转换和不同哲学家的观点的分歧。这两种思想经常表现为互为消长的不同发展形势。首先，医学是自然科学，因此科学主义在推动其发展的过程中功不可没，从"解剖学之父"维萨里的《人体之构造》、哈维的《血液循环论》的出版直至作为世界医学里程碑的实验科学的兴起，无一不在标榜着科学的伟大；其次，医学也是人文科学，因为医学本是服务于人的技艺，医学的发展水平不能只凭生物实验医学的进步来衡量，而最终必须以患者从临床服务中实际感受到的综合质量来判断。全科医学作为医学的一个分支学科，同样具备着科学主义和人文主义两大理论基础。

1. 科学主义的兴起及其对医学教育的影响

（1）科学主义的兴起

科学和理性在轰轰烈烈的文艺复兴中彰显了重要的价值，划破了封建主义和宗教势力的时代长空，对以技术发明为主要标志的现代工业的崛起有不可替代的作用。19世纪末20世纪初的两大科学事件标志着科学主义时代的到来：一是理论形态的爱因斯坦提出相对论，二是技术形态的电力的应用和内燃机的使用。科学技术在工业时代的功能日益突出，对社会进步的推动力日渐凸显，西方哲学家将这一时代现象予以思考和概括，科学主义思潮由此产生。

科学主义思潮主要包括科学认识论、分析哲学以及科学哲学等流派。

科学的认识论主要由孔德、马赫等哲学家提出，他们倡导哲学应当向自然科学一样推崇理性，放弃传统的"形而上学"的理论憧憬，认为哲学是科学的认识论，应当用于认识科学、解释科学。

分析哲学流派兴起于20世纪20—50年代，以科学本身作为哲学研究对象，以实证研究法作为具体科学分析的逻辑和语言，因此，实证研究法又被称为分析哲学的逻辑实证主义和语言分析哲学。普遍认为分析哲学流派的使命是对科学的语言进行逻辑分析，代表人物有罗素、维特根斯坦、石里克、卡尔纳普等。

科学哲学流派则诞生于20世纪50年代以后，建立在对分析哲学的审视和批判的基础上生成的，具有代表性的哲学家及其观点主要有波普尔的批判理性主义和库恩、拉卡托斯的历史主义的科学哲学。20世纪80年代之后，较为盛行的科学思潮是解释学和后结构主义等。

（2）科学主义对医学教育的影响

基于科学哲学对自然科学的考量具有深远意义，科学哲学的方法论也对医学教育有着较大的影响。例如同处于科学哲学的分析哲学流派与逻辑实证主义流派十分重视还原方法，首先要求科学和哲学将研究对象还原为最简单的基本原理，其次能够在逻辑上加以证实，最后能够推演出复杂现象的具体研究方法。该现象体现了20世纪生物医学的基本方法论就是还原论，基本方法就是还原法。还原论和还原法对医学科学发展的贡献毋庸置疑，但科学—技术主义的消极影响也不可小觑。医学技术主义在医学领域中的强力冲击，使得从 19 世纪开始，医学的诊断和治疗已经完全离不开医学仪器的支撑，显微镜、X 线、听诊器、CT、核磁共振等医学仪器成为疾病的诊断和治疗过程不可缺少的工具，医生对患者救治逐渐移位于仪器对患者的处理，医学的温度减退，取而代之的是逐渐像这些仪器一样的冷峻和客观，医学技术主义视角就是医学所面对的对象就是一个由肉体构成的物体，医学教育的目的就是培养出能维护这部机器的完整结构和生存时间的工具，医学成为了一门"没有温度"的学科。这种倾向在教育界中被逐渐重视，美国霍金斯大学医学教授鲁宾森就曾在其著作 *The Patient is a Person* 中用不能以"科学满足的经纬"诠释"人类满足的规条"来告诫医学界，医生不能把患者拆分成"人体机器"的零部件进行技术判断，而需要把患者作一个整体的人来治疗，患者的心理感受也需要被尊重和考量。20 世纪，医学技术主义在医学领域中风头日盛，发展势头有增无减。学术界批判之声蜂起，但收效甚微。

2. 人文主义的兴起及其对医学教育的影响

（1）人文主义的兴起

黑格尔之后，一部分哲学家力图突破传统的存在，开始把对万物存在问题的研究转变为对人存在问题的原因探索，试图建立理性的逻辑框架。随之而来的两次世界大战在疯狂的军备竞赛和高科技含量的核武器的摧残下，以其充满的残酷血腥以及满目疮痍，让人们对科学主义充满了忧思和恐惧，一些哲学家们开始反思其深信的技术万能是否真的可以无后顾之忧。人文主义的产生是建立在对科学主义的反思和批判的基础上的，具有代表性的人文主义哲学家及其理论有：20世纪 50 年代之前，由叔本华的"生命意志"哲学、尼采的"强权意志论"和柏格森的"生命哲学"席卷思想界；20 世纪 50 年代之后，存在主义哲学不断发展，最终在胡塞尔、海德格尔、雅斯贝尔斯、萨特等学者的推动下，使人文主义的影响达到高潮。人本主义心理学家马斯洛曾指出科学方法（从广义上说的）是使人们能够确实掌握真理的唯一终极办法，但是科学（在一些形式中）能够对人类造成威胁、给人类带来危险"对于我来说是很明确的，科学方法（从广义上说的）是使我们能够确实掌握着真理唯一终极的方法，但是科学已经走进了一条死胡同，而且科学（在一些形式中）可以看成一种对人类的威胁和危险，至少是对于人类最高的、极好的品质和抱负来说是如此。许多的艺术家都极度担心科学的践踏和压抑。"[54] 因此我们能够发现，人文主义哲学家和思想家们并不否认科学及其方法的真理性，而是用批判的眼光审视科学主义的思维方法与认知方式。人和社会是人文主义研究的哲学对象，并关注人的生存、人的自由、人的本质、人的价值等人与社会的各类问题。

（2）人文主义对医学教育的影响

人文主义思潮的影响逐渐突破学术界，开始影响到全社会的整个文化层，同时人文主义还关注人们最基本的生活，正如马斯洛所说："人文主义影响着人类的生活方式，这不仅仅是人自身内部隐秘的精神生活方式，也外化为人类个体作为社会存在、社会一员的生活方式"。[55] 这一观点阐明了人文主义对人类生活的影响。医学领域作为社会民生的重要场域，必然受到人文主义思想的冲击。20世纪以来，在人文主义思潮的影响下，医学人文精神不断升温，医学教育不断投射出人文主义思潮的基本理念，主要表现在教育目的、教育理论以及教育教学等方面：在医学教育目标上，生物—心理—社会医学模式的提出和广泛地被接受，安乐死、临终关怀、医学目的等医学人文观念被广泛传播，提出医学的最终目标是服务于人，举凡与人有关的政治、经济、社会文化等无不与人的健康和疾病相关联，而且对医学的教育、研究和发展都有举足轻重的影响；在医学教育理论方面，人本主义心理学派的形成、生命伦理学的崛起、人文医学的迅速发展；在教育教学方面，师资队伍、课程体系、临床医学实践方式、科研思路与研究方式等多个维度均体现出人文科学的元素，这些变革都有人文主义的文化投射。

3. 科学主义和人文主义认识方法的整合及其对医学教育的影响

（1）两种认识方法从分野到整合

科学主义和人文主义构成了 20 世纪学术界最重要的两大流派。尽管科学主义和人文主义在理论依托和方法论上有着本质不同，但是科学和人文最终的服务对象都是人类，人类将科学与人文两大学科相互联系，而随着时间的推移，科学主义与人文主义两种哲学方法内部相容性逐渐得以显示。虽然科学主义一直高举科学的旗帜，排斥人的主观因素判断，推崇经验实践证明，并远离形而上学，但是由于人的认识和主观因素的存在，科学无法脱离人的精神世界而单独存在，只有在和人文思想进行碰撞才能不断得以发展，拥有历久弥新的活力。在波普尔的证伪理论、拉卡脱斯的研究纲领、费耶阿本德的无政府主义，尤其是库恩的范式以及全部历史主义的科学学中，这一倾向表现得很充分，而在库恩之后，关于人自身、人的主体性、能动性、创造性和群体意识等艺术意蕴在科学哲学的历史主义研究中大放异彩，科学哲学得到了新发展，科学哲学中的人文因素也日益浓郁。发展到后现代的科学主义更是在与人文主义结合发展的态势中呈现出你中有我、我中有你的局面。

人文主义的哲学家们突出人的主体性，探讨人的生存意义，揭示人的主体价值，"人"本身才是哲学世界的永恒旋律，但科学技术的进步推动着世界的更新，在改变着世界的同时也影响着人类本身。在 20 世纪人文主义的各种文献中就叠存着科学技术变更人类生活方式、重塑人类思想行为的印痕，如人文主义思潮中存在主义、后结构主义和解释学等思想观念中深深蕴含着科学主义的哲学影响。近年来，随着科技与社会文化在各自的领域不断繁荣与进步，互相支撑、互为依托，各个学派之间进行理论上的交流和对话日益频繁，学派之间对立的绝对性和交叠的或然性相互呼应，逐渐出现了渗透、分化、融合发展的趋势，而科学主义与人文主义之间的分野与对立的局面被逐渐打破。由此，两种认识方法开始从分野走向整合。在科学技术上，科学技术不断推动人类发展；在人文主义方面，人类主体价值的张扬在科学技术的产生中具有决定性的意义。"科学—人文"是一种新的认识方法，也不断在全球知识界、文化界萌生发展，体现了科学与人文两者之间的融合是一个必然的过程。

（2）"科学—人文"方法对医学教育的影响

在长期医学科学技术主义方法论的引导下，医学教育凸显出两大致命缺陷：一是以自然科学的定位来开展医学教育，使得以还原方法作为医学训练的基本方法会使医学生缺乏对人性和人本质的理解，冷漠的医学训练的结果是对医学技术的盲目崇拜和技术主义的不断异化；二是学生缺乏批判性的思维能力，缺少对理论的假设性、工具性、文化性以及逻辑建构性等哲学问题最起码的判断，缺乏对理论的相对性和学术范式差异性的认知能力，结果只能是对理论的死记硬背和顶礼膜拜。

随着科学主义和人文主义日渐渗透融合，出现科学和"人"的"二元对峙"移位于科学、人、社会、文化等交错呼应的局面，"科学—人文"的哲学范式对医学教育的影响逐渐显现，人们对医学的科学精神和人文精神关系认识进一步深化。人们认识到，虽然医学科学精神和医学人文精神相对独立，各具特点，但医学这门服务于人——这个地球上最复杂的客体和主体的一门单一学科，它的交叉性和综合性使得医学兼具了自然科学和人文科学的双重属性，医学的科学精神和人文精神共同作用于医学教育体系，在医学教育实践中相互渗透、互为补充。现代医学模式下培养出的医学人才不能只是承载了医学技术的教育产品，新时代的医学人才必须是一个既具备精湛医疗技艺又具有人文品格的医务人员。因此，医学科学与医学人文精神，任何一方都不能脱离另一方面单独对医学教育进行完整的建构和学科对话，二者只有将彼此的精神思想进行整合，才能够促进现代医学的健康发展，促进医学不断成为一个"有温度的医学"。医学人文精神交织着医学科学精神构成完整的医学经纬是医学不断走向成熟的标志之一。医学科学精神折射出医学人文精神的光辉，医学人文精神散发着医学科学的理性，二者在发展间形成张力，弥合分野，互补共进，体现出在"观念层次上相互启发，方法层次上相互借用，学科层次上共同整合，精神层次上相互交融"[56]。

参考文献

[1] 黄开斌.健康中国——国民健康研究 [M].北京：红旗出版社，2016：2-3.

[2] 中国大百科全书出版社.简明不列颠百科全书 [M].北京：中国大百科全书出版社，1985：45.

[3] CHEN Y D.Revisiting Alma-Ata Declaration of primary health care, to build a healthy China [J]. Chinese journal of preventive medicine, 2018, 52(5): 457-459.

[4] MARTIN I.Medical work force development: challenges and opportunities for the next 25 years[J].Procedia-social and behavioral sciences, 2010, 2(5): 6914-6919.

[5] 爱默生.论自然 [M].吴瑞楠，译.北京：中译出版社，2010：43.

[6] 张大庆.医学史十五讲 [M].北京：北京大学出版社，2007：6.

[7] 王文娟，付敏.健康中国战略下医疗服务供给方式研究 [J].中国行政管理，2016，（6）：58-61.

[8] 李玲."大健康"，让人回到发展中心 [N].人民日报，2016-8-31.

[9] 叶子辉，邵利明，吴文君.健康中国视域下的全科医学教育发展研究 [J].中国全科医学，2017，20（19）：2383-2388.

[10] CHADWICK J, MANN W N. Hippocratic writings[M].London: Penguin Books, 1978, 83.

[11] 陈雁.西医东渐与近代中国之医事变革 [J].医学与社会，2011，24（6）：1-3.

[12] 丘祥兴，林蕙菁.中国高等医学教育的昨天今天和明天 [M].上海：上海中医药大学出版社，1999：15.

[13] 朱潮.中外医学教育史 [M].上海：上海教育出版社，1988：14.

[14] 丘祥兴，林蕙菁.中国高等医学教育的昨天今天和明天 [M].上海：上海中医药大学出版社，1999：15.

[15] 中华人民共和国卫生部科技部教育司，中华人民共和国教育部高等教

育司.中国医学教育改革与发展：回顾、展望、对策 [M].北京：人民卫生出版社，2002：87.

[16] 黄睿彦.我国高等医学教育转型中的困惑与思考 [J].中华医学教育杂志，2010，30（6）：801-805.

[17] 中共中央文献研究室编.三中全会以来重要文献选编（下）[M].北京：人民出版社，1982：842.

[18] 全国人大常委会.中华人民共和国教育法（1995 年 3 月 18 日第八届全国人民代表大会第三次全体会议通过）[EB/OL], [2021-04-29]. http://www.moe.gov.cn/jyb sjzl/sjzl zcfg/zcfg jyfl/202107/t20210730-547843.html.

[19] 葛运运，徐静，周亚夫，等.我国全科医学发展历史与现状分析 [J].中国全科医学，2013，16（19）：2201-2203.

[20] 吴俊升.教育哲学大纲 [M].北京：商务印书馆，1943：149.

[21] 李波，王胜今，葛艳萍，等.健康老龄化与卫生服务利用探析[J].人口学刊，2012（3）：23-30.

[22] 国家卫生健康委员会.2019 年中国卫生健康统计年鉴 [M].北京：中国协和医科大学出版社，2019：37.

[23] CHAO J, LI Y, XU H, et al. Health status and associated factors among the community-dwelling elderly in China[J]. Archives of gerontology and geriatrics, 2013, 56(1): 199-204.

[24] 傅华，李洋，彭伟霞，等.转变思维模式积极应对我国慢性病"井喷"的挑战 [J].复旦学报（医学版），2012，39（4）：331-334.

[25] 刘冠军.哲学方法论论纲 [J].理论学刊，2001（6）：56-58.

[26] 刘虹.医学辩证法概论 [M].南京：南京出版社，2000：49.

[27] 艾钢阳.医学论 [M].北京：科学出版社，1986：1.

[28] 亚·沃尔夫.《16、17 世纪科学、技术和哲学史》[M].周昌宗，译.北京：商务印书馆，1985：485.

[29] 肯尼斯·卡尔曼.卡尔曼医学教育史 [M].北京：中国协和医科大学出版社，2014：269.

[30] 何裕民.医学的哲学审视 [M].北京：中国协和医科大学出版社，2009：32.

[31] CHADWICKJ, MANN W N. Hippocratic writings[M].London: Penguin Books, 1987.42.

[32] 肯尼斯·卡尔曼.卡尔曼医学教育史 [M].北京：中国协和医科大学出版社，2014：269.

[33] BERNARD C. An introduction to the study of experimental medicine [M]. New York: Macmillan and Co, 1927.

[34] FLEXNER A. Medical education in the United States and Canada: a report to the Carnegie Foundation for the advancement of teaching[M]. New York: The Foundation, 1910: 155.

[35] 国务院办公厅.关于改革完善全科医生培养与使用激励机制的意见 [EB/OL].[2018-01-24]. http://www.gov.cn/zhengce/content/2018-01-24/content_5260073.htm.

[36] 希波克拉底.希波克拉底文集·摄生论 [M].赵洪均，等，译.北京：中国中医药出版社，2007：267.

[37] 希波克拉底.希波克拉底文集·营养论 [M].赵洪均，等，译.北京：中国中医药出版社，2007：80.

[38] 希波克拉底.希波克拉底文集·急性病摄生论 [M].赵洪均，等，译.北京：中国中医药出版社，2007：98-104.

[39] 希波克拉底.希波克拉底文集·气候水土论 [M].赵洪均，等，译.北京：中国中医药出版社，2007：25-30.

[40] 希波克拉底.希波克拉底文集·呼吸论 [M].赵洪均，等，译.北京：中国中医药出版社，2007：133.

[41] 希波克拉底.希波克拉底文集·体液论 [M].赵洪均,等,译.北京:中国中医药出版社,2007:228.

[42] 希波克拉底.希波克拉底文集·神圣病论 [M].赵洪均,等,译.北京:中国中医药出版社,2007:105-112.

[43] 希波克拉底.希波克拉底文集·摄生论 [M].赵洪均,等,译.北京:中国中医药出版社,2007:261.

[44] 希波克拉底.希波克拉底文集·自然人性论 [M].赵洪均,等,译.北京:中国中医药出版社,2007:222-223.

[45] 希波克拉底.希波克拉底文集·古代医学论 [M].赵洪均,等,译.北京:中国中医药出版社,2007:12-13.

[46] 程之范.西方古代医学 [J].中华医史杂志,1994(01):7.

[47] 希波克拉底.希波克拉底文集·流行病论 [M].赵洪均,等,译.北京:中国中医药出版社,2007:35.

[48] 希波克拉底.希波克拉底文集·礼仪论 [M].赵洪均,等,译.北京:中国中医药出版社,2007:142.

[49] 希波克拉底.希波克拉底文集·急性病摄生论 [M].赵洪均,等,译.北京:中国中医药出版社,2007:98-104.

[50] 希波克拉底.希波克拉底文集·健康人摄生论 [M].赵洪均,等,译.北京:中国中医药出版社,2007:227.

[51] 希波克拉底.希波克拉底文集·格言医论 [M].赵洪均,等,译.北京:中国中医药出版社,2007:236.

[52] 希波克拉底.希波克拉底文集·誓言 [M].赵洪均,等,译.北京:中国中医药出版社,2007:1.

[53] GILLISPIE C C.Dictionary of Scientific Biography[M].American Council of Learned Societies,1981:35.

[54] 马斯洛.存在心理学探索 [M].李文恬,译.昆明:云南人民出版社,

1987：11.

[55] 马斯洛 . 存在心理学探索 [M]. 李文恬，译 . 昆明：云南人民出版社，1987：6，12.

[56] 肖峰 . 论科学与人文的当代融通 [M]. 南京：江苏人民出版社，2001：292.

第三章

我国传统全科医学教育的时代困境

随着经济发展水平的提高和人民生活水平的进步，人们对健康的要求也日益提升，不仅对医学技术本身有所期待，而且对就医看病的方便性、及时性、舒适性及质量等提出了更高要求。全科医生的服务对象为基层人民群众，主要执业地点为基层医疗卫生机构。全科医疗需要在全科医学的基本原则指导下，向患者提供方便、及时、持续、综合的医疗照顾，以及健康防护的基本医疗。但是我国卫生医疗行业在人民日益增长的美好生活需要与不平衡、不充分发展矛盾的不断转化下，逐渐出现了人力资源不足和资源浪费的现象。"大健康"医疗卫生服务体系与基层医疗卫生人才队伍发展不均衡的矛盾日益凸显，传统全科医学教育的困境显现出来。

第一节 我国传统全科医生制度建设中的矛盾与问题

随着人口老龄化进程加快和慢性患者群增加，我国居民的疾病结构也发生了较大的变化，基础性疾病患者人数的增加对数量充足且质量合格的全科医生的需求迫在眉睫。虽然我国早在二十年前就已经提出了大力发展全科医学、专注培养全科医生的目标，但是目前我国的医疗卫生依然囿于基层医疗卫生的"网底"功能薄弱、全科医生的职业困境、全科医学人才供需矛盾突出等窘境，使得全科医生在整个卫生服务体系中发挥的作用极其有限，全科医生制度的建设面临困境。

一、基层医疗卫生"网底"功能薄弱，基层保健可及性矛盾突出

（一）全科医生数量不足，基层医疗"网底"功能薄弱

我国全科医生制度工作的全面开展是在 2011 年国务院发布《关于建立全科医生制度的指导意见》以后，同时提出了"到 2020 年，基本实现城乡每万名居民有 2～3 名合格的全科医生，全科医生的服务水平得到了全面的提高，提供的服务能够基本适应人民群众基本的医疗服务需求"的发展目标 [1]。《2019 中国卫生健康统计年鉴》显示，2016—2018 年，我国全科医生总数分别为 209083 名、252717 名和 308740 名，而截至 2018 年底，我国拥有的全科医生总数突破 30 万名，每万人口所拥有的全科医生 2.2 名，建成全科专业临床培训基地 558 个、由全科培养体系构成的基层实践基地 1660 个。[2] 虽然由此看来我国全科医生制度得到了较大的发展，但是按照每万人口配备 2～3 名全科医生的标准，根据人力人口比值法计算得出的结果，到 2020 年，我国全科医生的需求人数在 277000～415500 名，而全国除了浙江、上海、北京以及少数地区能够基本达标外，其他地区仍存在着全科医生数量缺口大、基层居民日益增长的健康需求难以满足的问题。

（二）基层卫生机构存在诸多不平衡，基层保健可及性矛盾突出

我国全科医生培养制度不健全导致基层卫生机构存在诸多不平衡、不充分发展的问题，主要体现以下几个方面。

一是基层卫生机构工作人员规模小、层次低。《2019 中国卫生健康统计年鉴》显示，2018 年全国医院的工作人员共计 7375273 人，基层医疗卫生机构人员 3964744 人，比医院的工作人员规模小了近 46.2%。在基层医疗卫生机构的工

作人员中，社区卫生服务中心人员，本科学历者 32.3%，研究生学历者 1.5%；乡镇卫生院人员，本科学历者 14.9%，研究生学历者 0.1%[3]。

二是区域间全科医学人才分布不平衡，中西部和偏远地区全科医学专业人才培养数量严重不足。《2019 中国卫生健康统计年鉴》显示，截至 2018 年，东部地区全科医生总数为 170362 名，西部地区全科医生总数为 63076 名，相差 107286 名[4]。

三是全科医生岗位胜任力不足，全科医学人才知识结构、能力结构、素质结构与基层服务的岗位要求不符合。而且当下，我国的基层全科医生大多是中专或大专学历，且平均年龄较大。从《2019 中国卫生健康统计年鉴》显示的数据来看，以 2018 年乡镇卫生院为例，我国乡镇卫生院人员学历在大专及以下的占 85%，年龄在 45 岁以上的占 30.8%，[5] 这是我国全科医生基础知识较差、业务素质偏低、知识与信息更新速度慢的主要原因，因此很难适应人民群众日益增长的健康服务需求。

四是配套保障欠完善。由于全科医学是 20 世纪 80 年代才引入我国的，学科发展缓慢，全科医生制度也刚建立不久，配套机制和基础设施都不尽完善。虽然我国从 2009 年开始就陆续出台《关于加强卫生人才队伍建设的意见》等一系列关于基层卫生人员的优惠政策，部分省市也出台了相应的支持性政策，但现有的政策不够细化和具体，在实际执行过程中落地性较差。此外，基层卫生机构工作环境差，医疗基础设施不完善，先进诊疗设备短缺等，导致无法吸引高层次人才加入全科医生队伍，留住人才也较为困难，人才队伍稳定性差。

五是人才的培养与使用脱节，教改服务医改、医改支撑教改的协同机制有待加强。目前，在全科医学人才使用过程中存在着学校培养出来的人才用人单位派不上用场，用人单位亟待的人才学校却培养不出来的问题，这反映出当前医学教育并未与社会的医疗需求有效衔接，院校存在教学方式落后、教学内容陈旧、教学体制僵化滞后等问题。

二、全科医生职业困境明显，社会、自我双重不认可

（一）全科医生的职业社会认可度不高

长期以来，我国高等医学教育机构的定位是以精英教育向综合性大医院输送专科医生，与此同时，普通民众亦认为全科医生的培养是办学水平较低的教育机构承担的教育范畴，全科医生的专业水平、医疗技术和业务水平与专科医生相比差距明显，全科医生和专科医生并未实现同质化，认为全科医生只是"万金油"医生，对他们的执业水平和疾病控制能力极端不信任[6]。在现实中，全科医生也的确普遍存在学历低、职称低、知识结构老化、医疗经验欠缺等问题[7]。另外，受传统医疗服务观念影响，普通民众对社区卫生服务的地位与作用仍旧局限于就近便利开药的功能，疾病初诊、住院利用、健康教育、老年人及弱势群体保健等工作开展有限，导致对全科医生的资源和价值开发利用不够。在这样的职业认知与专业质疑下，基层医院亏损严重，社区医护人员收入得不到保证，导致医药分家、以药养医，直接造成中国老百姓"看病难、看病贵"的社会现象，而这种社会现象又进一步加剧对全科医生专业水平的质疑和职业技能的不认可。

（二）全科医生的职业自我认同度低

职业认同感是一个人对自身所从事的工作目标、价值以及其他因素的心理感受，是对职业及其相关方面的赞同或认可，它在对个人日常生活的态度和效率产生积极的正面影响时，也间接对整个团队的工作氛围和效率产生积极的影响。全科医生的自我职业认同度低受多方面因素影响：首先，受政策和单位经济效益等影响，部分地区全科医生月收入只有三四千元，远远低于大医院专科医生的收入，对刚参加工作的全科医生来讲生活压力很大，日积月累，逐渐失去对现有岗位的热情和兴趣；其次，受工作条件与内容的限制，每天工作的主要任务是开药，难以接触到疑难疾病的临床诊断及治疗机会，不利于自身专业技能的提升，难以出成果，不利于自身发展和得到民众的认可；最后，培训和提高自身能力的机会少，

基层医疗服务单位本身人手少，难以长时间脱岗参加系统培训与学习，加上部分培训班流于形式、针对性不强，学非所用、培训内容缺乏新进展等原因让全科医生的水平更难以提高。这些因素打击了全科医生的工作积极性，全科医生普遍存在职业自我认同度低的问题，造成全科医生的岗位缺乏吸引力，优秀人才不愿意从事全科医生职业，进而出现"下不去，留不住"的行业现象，更严重的还会形成恶性循环。

三、全科医学人才供需矛盾突出，人才补充困难

（一）全科医学人才数量增加较快，但总体数量仍然严重不足

加强全科医生培养工作是对党的十九大精神要求的落实，是对基层人民群众"看病难、看病贵"问题的解决，是实现大医改目标任务的必然之举。随着全科医生重视程度在国家层面的提高，全国各省份开始陆续出台全科医生培养的相关政策，全科医学人才数量增加较快但人才总体供给缺口仍然很大。与到2020年培养30万名全科医生和基本实现城乡每万名居民有2～3名合格全科医生的目标任务相比，我国当下全科医生数量依旧存在较大缺口。

从全科医生制度被引进至今，我国在经过20余年的努力下，培养出了大批的全科医生，据国家卫生计划委员会统计，截至2018年末，我国注册成为全科医学专业的人数已达到156800人，取得全科医生培训合格证书的人数已达到151940人[8]，也就是说，截至2018年，实际可以上岗执业的全科医生只有151940人，缺口仍然巨大。而且，全科医学人才的培养在东部、中部、西部地区发展不平衡（见图3-1），东部地区全科医生人数最多达到170362人，中部地区全科医生人数位居第二，达到75302人，西部地区最少，仅有63076人。2019年国家卫生健康委员会统计的数据结果显示，北京、江苏、浙江、上海四个地区的每万人口中全科医生人数（即注册成为全科医学专业的人数），与取得全科医生培训合格证书的人数之和已分别达到4.11人、5.94人、4.54人、3.56人，已

经基本达到国家要求的每万人中拥有全科医生 2 ~ 3 人的标准，但是在西藏、宁夏、黑龙江等偏远地区中，每万人口中全科医生人数与取得全科医生培训合格证书的人数之和依旧不足 1.5 人，严重低于国家要求。

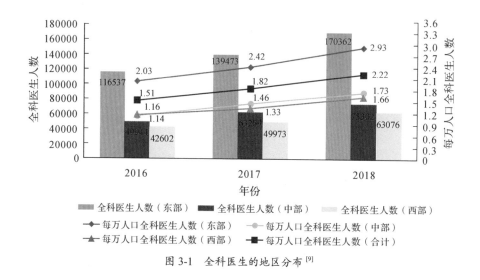

图 3-1　全科医生的地区分布[9]

（二）全科医学人才质量有所提高，但总体素质仍偏低

虽然我国已经在采取多种途径（如继续教育、岗位培训等）来提高全科医生的医疗服务能力及职业认可度，从而满足居民的卫生需求，但是目前全科医生仍存在学历低、职称低、年龄高的"二低一高"现象。根据《2019 中国卫生健康统计年鉴》中社区卫生服务中心的人员数据分析，即从表 3-1 显示的数据来看，我国拥有的社区卫生服务中心医生：在学历结构方面，学历在大专及以下的占比达到 43.7%，这些医生大多数由基层卫生人员转岗而来，专业的知识储备和职业训练不足，卫生服务能力较低；在职称结构方面，中级及以下职称的执业医师占了 87.3%，而拥有高级职称的执业医师占比仅为 12.7%，说明社区医师中高专业水平医师的数量缺乏；在年龄结构方面，年龄在 34 岁以下占 16.7%、35 ~ 45 岁占 36.7%，45 岁以上占 46.6%，有近一半的医师年龄在 45 岁以上，整体年龄

偏大，反映在医疗服务中会存在知识结构、服务态度、医疗观念、知识技能等方面更新速度慢和更新能力弱的问题。国家卫生健康委员会统计信息中心的调查数据显示，全国所有全科医生中大学本科学历仅占 37.4%，学历层次偏低。农村基层全科医生的质量则更为堪忧，"二低一高"的现象更为严重，而且有少部分全科医生依然依靠祖辈传下来的实践经验进行医疗服务[10]。

表 3-1　2018 年社区卫生服务中心人员数据[11]

类别		执业医师（%）	执业助理医师（%）
学历	研究生	4.1	3.3
	大学本科	52.3	45.1
	大专	30.6	34.5
	中专	11.7	15.2
	高中及以下	1.4	1.9
专业技术资格	正高	1.7	1.3
	副高	11.0	8.8
	中级	41.7	33.9
	师级/助理	38.4	37.9
	初级	1.5	11.7
	不详	5.7	6.3
年龄	25 岁以下	0.0	0.2
	25～34 岁	16.7	18.4
	35～44 岁	36.7	36.8
	45～54 岁	28.8	28.5
	55～59 岁	7.3	6.8
	60 岁以上	10.5	9.3

（三）人才培养规模虽不断扩大，但人才供需矛盾却日益明显

医学生毕业后就业方向多倾向于经济发达的城市和区域，不愿意下基层就业。虽然近年来国家推出了一系列鼓励毕业生基层就业的政策，实施开展定向培养项目，但是医学毕业生基层就业率仍非常低。如，温州市苍南县自实施基层全科医生定向委培招生以来，2009—2016 年，招录本科生 61 名，专科生 50 名，中医生 10 名，截至 2017 年 7 月，提前终止协议的学生已达 40% 左右，可见，在委托培养实践中毕业生不愿下沉、提前终止协议的情况时有发生。此外，通过研究发现，由于在校期间全科理念普及教育的缺失，全科医学专业以外的医学生不认同全科医学专业，也是医学生对基层就业持消极态度的原因之一，如一项针对 526 名临床医学专业（非全科医学方向）的学生与 105 名临床医学专业（全科医学方向）的学生对全科医学专业的认知以及就业意愿调查结果显示：完全不清楚全科医学发展现状的学生占比达到 64.8%，对该专业就业表示迷茫的学生占比达到 49.8%，从不关注该领域相关政策的学生占比达到 25.9%，完全不了解全科医师的工作范围的学生占比达到 47.9%，认为该专业就业形势一般的学生占比达到 46.6%。学生抗拒基层就医的主要原因是基层医院薪酬待遇低、生活条件差、发展晋升空间小等。[11]

由此可见，目前医疗领域对全科医学人才需求量大，但是全科医学人才的有效供给严重不足，数量和质量都未能满足基层卫生服务需求，供需矛盾明显。要实现大健康背景下居民的健康需求、医疗保健关口全面前移、卫生资源整体下移的目标，加强以全科医学人才为重点的基层医疗生队伍建设，为基层医疗卫生服务提供可靠的人才支撑，已经成为目前我国加强医疗卫生服务体系建设、维护和增进人民群众健康最为紧迫的关键任务。

第二节　我国传统全科医学人才培养策略

根据我国城乡、区域间经济社会发展不平衡的现实国情，我国传统的全科医

学人才培养模式采用基层在岗医生转岗培训和"3+2"模式，即参加专科教育3年，参加助理全科医生培训2年，这两种过渡性人才培养方式的落脚点是全力补充"下得去""用得上""留得住"的全科医生数量，目标在于有效缓解基层医务人员短缺的现实困境。

一、传统全科医学人才定位与培养目标

目标定位是人才培养的灯塔，只有目标定位准确，人才培养才能沿着正确的轨迹前行，人才培养的质量也才能有所保证。全科医学人才定位要以功能定位为基点，其中涵盖两个层面：理论定位与实践定位。

1. 传统全科医学人才的功能定位

全科医生的功能定位对全科医学教育和全科医学人才的使用至关重要，因为功能定位决定了全科医学人才培养的要素体系：全科医学教学大纲如何？医学教育机构应该产出具有何种胜任力的全科医生？全科医生的医疗服务力应如何体现又如何提升？全科医生的持续发展如何保障？[12]

2011年6月22日，时任国务院总理温家宝在主持召开国务院常务会议时指出"全科医生是综合程度较高的医学人才，主要在基层承担预防保健、常见病与多发病的诊疗和转诊、患者康复和慢性病管理、健康管理等一体化服务，被称为居民健康的'守门人'"[13]。全科医生的这一功能定位可以从理论—实践的框架体系内来诠释。

首先，全科医生的理论定位。我国全科医生制度起步晚，相关的机制和配套政策还有所缺失，全科医生在医疗实践中的表现未能尽如人意。因此，人们对全科医生的定位褒贬不一：有人认为，全科医生起点低、专业技能无法与专科医生相提并论；有人认为，全科医生和专科医生都受过系统的医学专业训练，除了研究领域不同外并没有本质的区别；有人认为，全科医生有自己独特的服务对象、

服务方法以及技术手段，是一门专业的职业。所谓的理论定位即是对全科医生概念的诠释，就理论上来说，剖析"全科医学人才"这一概念能够明确全科医生的理论定位。"全科"一词说明了全科医生知识结构的综合程度较高，通过用"博而广"而不是"专而深"来说明全科医生的知识结构，较为准确地划定了全科医生与专科医的界定；"医学人才"则说明了全科医生是专业医生，不仅掌握诊断技能还能够做研究、会管理，准确地将全科医生和一般的乡村游医区别开来。总之，对全科医生的上述定位厘清了人们对全科医生概念的模糊争议，并界定了全科医生的理论定位。

其次，全科医生的实践定位。所谓的实践定位，即是岗位定位，全科医生执业地点在基层，属于基层卫生服务人员，其岗位定位在城市的社区、乡镇的卫生院、农村的卫生室以及个人诊所；服务对象主要为基层的人民群众；服务功能则包括首诊服务、转诊服务和健康管理服务，任务涵盖预防、治疗、康复、护理、管理、健康教育、计划生育等多个复杂方面[14]。具体来说，可以从服务范围、服务对象和服务功能来明确全科医生的岗位定位。第一，从服务范围来说，全科医生首先要承担基层医疗机构的首诊服务，即能在社区提供方便、公平、可及的基本医疗服务，解决社区人群大部分的健康问题，这也是建立分级诊疗体系的第一步。第二，从服务对象来说，全科医生的服务对象为全体基层群众。全科医生为前来求医的各个层次的群众提供医疗服务，不论性别、职业、种族、年龄等特性，一切皆以患者病情需要为先：纵向与专科医生合作实现阶梯式医疗合作，横向与基层防护人员实现团队式综合服务。全科医生是医疗服务系统的"守门人"，这个定位明确了全科医生的职业化特征，即在以患者为中心的原则下，承担起国民健康的第一道守护责任。第三，从服务功能来看，全科医生承担着健康管理服务功能。健康管理服务的内容包括健康档案的建立、健康宣教、随访评估、体检等业务范畴，全科医生需根据居民的健康诉求将上述服务合理分配并予以实施。优质的健康管理服务能达到疾病的预防早治、降低慢性病患者的二次住院率及诊疗费用的节省等效果，符合全科医生是卫生保健体系"守门人"的职责定位。健康管理服务是全科医生在基层医疗机构内承担的最具特色的角色，与其他专科相鉴别，属特征定位[15]。

2. 传统全科医学人才的培养目标

全科医生立足于社区，以维护和促进社区人群的健康为根本职责，原卫生部教育司周东海副司长曾在首届国际农村医学会议中提出："全科医生应以整体观念和现代医学模式为社区群众提供集医疗、预防、保健、康复于一体的综合服务"[16]。从全科医生的职能定位出发，传统全科医生的总体培养目标是：培养德、智、体全面发展，立足社区，面向基层群众预防、医疗、康复和卫生保健工作的社会主义现代化建设的合格的全科医学人才。

为了达到上述总体培养目标，其具体培养目标应从政治方向、专业能力和管理能力等三个层面进行实施：一是坚定的政治方向。要求有坚定的政治信仰，拥有良好的思想品质和职业道德，有扎根基层的奉献精神，工作作风严谨，为人民服务信念坚定。二是专业技能硬。掌握医学相关的基本理论与专业技能，对常见病、慢性病、多发病进行诊断与防治，熟练运用预防保健、康复医学和计划生育等方面的基本知识和技能，负责患者转诊工作；负责社区基本单元的健康教育和心理咨询等精神卫生方面的服务；不断更新专业知识，对所学知识、技能进行自我评价并予以改进更新。三是社区管理能力突出。具有人际沟通、组织管理的才干，能宣传贯彻卫生工作方针与有关政策，具有大卫生观念，对解决社区卫生保健问题提出改进意见，能制定和实施社区卫生工作计划，建立社区范围内的健康档案，提高社区卫生保健的整体水平[17]。

二、传统全科医学人才的培养模式

相较于国外，我国全科医学教育起步较晚。在全科医学人才的培养过程中还存在着诸多问题：各级卫生行政主管部门对全科医学高等教育重要性的认知不明确；全科医生队伍缺乏全科理念，自觉性不强；全科医学教育的师资队伍建设亟待加强；培训机构、培训内容、培训质量等无统一的规范化标准。基层卫生服务的发展对全科医学人才培养体系的建设提出了新的挑战[18]。

针对上述问题，我国提出了在过渡期内的两种全科医学人才培养模式以缓解基层医学人才队伍培养过程中的矛盾和问题，即传统的全科医学人才培养模式：一是基层在岗医生的转岗培训，符合条件的基层在岗执业医师或执业助理医师，想要成为全科医师或助理全科医师，需根据自身情况进行 1 ~ 2 年的转岗培训；二是"3+2"全科医学人才培养模式，到经济欠发达的农村地区工作的 3 年制医学专科毕业生，需要在国家认定的培养基地中，经历 2 年的临床技能和公共卫生培训，并且在合格后取得执业助理医师资格后方可注册成为助理全科医师。

1. 基层在岗医生的转岗培训人才培养模式

卫生部办公厅 2010 年印发了《基层医疗卫生机构全科医生转岗培训大纲（试行）》，该大纲明确了转岗培训的目标、对象、课程等基本内涵，标志着我国全科医生的转岗培训的人才培养模式的施行。转岗培训是我国在过渡期内培养基层全科医生的重要模式，是缓解全科医疗人才队伍数量短缺困境的有效手段。

（1）转岗培训的基本内涵

基层在岗医生转岗培训明确了培训目标、培训对象、课程安排以及课程内容等核心要素。

就培训目标来说，基层在岗医生转岗培训明确了全科医生需在全科医学理论基础上确立以基层医疗卫生需求为导向，以提高综合服务能力为目的的培训目标。其实施路径为系统的全科医学相关理论学习和实践技能培训，以达到全科医生岗位的基本要求。

就培训对象来说，培训对象为在基层医疗卫生机构中从事医疗工作并且有意向成为全科医生，但是在全科医生转岗培训中未达到合格要求的临床执业（助理）医生。

在课程安排方面，培训的理论课程时间不得少于 30 天（160 学时）、开展临床实践不少于 300 天、参与基层实践基不少于 30 天，总的培训时间必须在一年以上两年以内完成。培训方式可采用多种形式进行，如按需分段、必修选修相结合、线上线下相结合等，临床培训课程则采用科室轮转、基层实践等形式。

在课程内容及要求方面，课程内容分为理论基础、临床培训、基层实践三个方面（见表 3-2）。

表 3-2 基层在岗医生转岗培训内容安排

项目		时间	具体内容	备注
理论基础		1 个月	全科医学及社区卫生服务相关理论、医患关系与人际沟通、社区康复、社区心理卫生、预防医学和卫生信息管理六大模块	
临床培训	基础	1 周（可分散）	理论授课	培训的重点是掌握常见症状的诊断与鉴别、主要疾病防治与转诊指标、常用操作技能。
	轮转	10 个月（至少选择 4 个科室进行轮转，所选每个科室轮转时间不少于 2 周）	内科 4 个月（必修）	
			急诊急救 3 个月（必修）	
			外、妇、儿、传染、精神等科室共 3 个月（选修）	
基层实践		≥1 个月	直接参与基层医疗卫生实践	树立全科理念；培养对居民健康负责服务能力的连续性、综合性、协调性；拥有与医患关系良好沟通的技巧；训练管理和团队合作的能力；结合实际工作并及时发现问题，同时提高解决问题的能力

（2）转岗培训存在的不足

基层在岗医生的转岗培训作为培养全科医生的途径之一，虽然具有培训周期短、见效快、可操作性强的优点，一定程度上缓解了基层卫生服务人员紧缺的现状，但依然难以满足广大人民群众卫生服务的需要。主要存在以下几个方面的问题：一、培训起点低，转岗培训的对象大多为基层社区医生，其并未接受过专业的高等医学教育，学历水平和职称级别相对偏低，即使接受了转岗培训也不能从根本上改变学历和职称水平偏低的现状；二、培训质量不高，接受培训的基层医生学历偏低，接收新知识、新理论、新技术的能力较差，因此学员对全科医生岗位培训重要性的认知不够，学习主动性差，再加上转岗培训学员均是在职人员，往往会因工作冲突而导致出勤率低，经济利益受损甚至退出培训的现象也屡有发生，这些都使得培训质量无法得到保证；三、培训覆盖面并未做到百分百，由于基层培训经费、名额有限，一部分在基层从事医疗卫生工作但专业资质较低的基层医生尚未获得培训资格，而这部分人群在基层医生中占有一定比例；四、培训时间短，往往只向培训对象介绍全科医生的基本理论和技能，而随着生活水平的提高，群众对医疗卫生保健事业会有新的更高的需求。

基于以上在岗基层医生转岗培训的不足，我国尝试探索"3+2"全科医生培养模式以缓解全科医学人才短缺、基层卫生事业发展滞后等问题，使得培养出来的全科医生能够"下得去、用得上、留得住、干得好"。

2. "3+2"全科医学人才培养模式

"3+2"全科医学人才培养模式指的是 3 年的高等医学专科教育、2 年的临床技能和公共卫生培训。该模式的全科医生培养是医学生以医学专科教育为起点，经过临床训练取得执业助理医师资格后即可注册为助理全科医师。

（1）"3+2"全科医学人才培养模式的政策依据

我国医疗卫生资源配置存在明显"农村医疗机构卫生人才空缺与城市拥堵"的城乡分布不均衡性，优质医疗资源多集中于位于大城市的综合性医院，中小城市和农村医疗资源配置较低，造成城乡医疗资源分层明显、差异巨大。而我国农业人口占 53.9%，基层农村群体对医疗的需求更为迫切，但乡村医生医疗水平低、医疗机构缺乏、设备不足，"看病难、看病贵"问题在农村表现更加突出。

为加快解决农村医疗卫生服务困境，推动优质医疗卫生资源在农村和基层的全面普及，提高农村和基层的医疗卫生服务水平，2012年教育部、卫生部联合印发《实施卓越医生教育培养计划的意见》（教高〔2012〕7号）。全科医生人才培养模式改革开始试点，三年制临床医学专科教育人才培养模式不断创新发展，加快探索"3+2"（三年医学专科教育加两年毕业后全科医生培训）助理全科医生培养模式。在"预防、保健、诊断、治疗、康复、健康管理"六位一体的基层医疗卫生的服务要求下重视实践，在人才培养全过程中贯穿"早临床、多临床、反复临床"的教学理念，以解决问题为导向，增强医学生对常见病、多发病、传染病等疾病的诊断和处理能力。

（2）"3+2"全科医学人才培养模式的不足

传统的全科医学人才培养模式无论从外部还是从内部看都还存在难以克服的瓶颈。

从外部看，"3+2"全科医学人才培养模式的不足关键在于政策制度层面对后"2年"的政策支持力度不够和顶层设计不完善等。尽管国家先后出台了系列文件为项目的实施开辟绿色通道和政策保障，但后"2年"的学历、规范化培训以及经费投入等核心问题仍然未能从制度层面上解决，成为困扰实施"3+2"全科医学人才培养的外源性制约条件。具体表现在：一、学历问题无法得到解决，后2年的培训与应用本科相衔接的通道尚未建立。接受"3+2"全科医学人才培养模式学习的学生通过前后5年的医学教育培养后所获学历依然是专科，与临床医学五年制的医学生相比，学习年限相同，所获学历却不同，因此三年制的临床医学生在毕业后选择先就业，而不是进入"3+2"的人才培养计划中。二、"3+2"全科医学人才培养模式与现有的全科医生规范化培训衔接不够流畅。由于现有的基层全科医生规范化培训先由国家以项目化的形式立项，而后相关指标再分配到基层医疗结构，最后参与培训的学院资格和人员分配由相关医疗机构设立，由学校直通全科医生或执业助理医生规培的通道并没有建立起来，不能保障全科医学的延续性。三、"3+2"全科医学人才培养模式在后"2年"中出现临床培训经费不充足的问题，以致毕业生进入"3+2"培养模式计划进一步受阻。

从内部看，"3+2"全科医学人才培养存在阶段培养目标衔接不畅、课程体系断裂、全科医学知识整体性缺失、考核指标不明确等问题。具体来说，存在以下四个方面的问题：一是"3+2"不同阶段的人才培养目标衔接不畅。3年的医学专科教育和后2年培训阶段的培养目标定位模糊，使得前后教育阶段的培养目标未能达到贯通，导致学生在学习过程中出现知识断裂或知识重复的学习窘境，该模式未能体现出各阶段教育过程中的人才培养的特点和定位。二是"3+2"分段培养的课程体系断裂。前3年的院校培养与后2年的技能培训未能实现贯通培养，在课程设置、教学实践等人才培养过程中的各教学环节和关键要素未能理顺内在的逻辑关联，人才培养方案、课程设置与实践环节的内容不能紧密相连、互为支撑，课程体系断裂，课程内容衔接不畅。三是"3+2"分段培养中全科医学知识构筑的整体性缺失，全科医学知识的"预防、保健、诊断、治疗、康复、健康管理"等六要素需要充分体现在基层医疗的实践服务和运用中，但"3+2"的分段培养未能将全科医学知识贯穿于培养全过程，使得学生知识构筑的整体性缺失以致后期的基层医疗中公共卫生服务能力弱化。四是"3+2"分段培养考核体系不完善，缺乏科学的学生临床实践技能评价指标，以致学生学习导向性偏弱，执业考试通过率不高。据统计，在"3+2"卓越医生人才培养的实践探索中执业助理医生考试通过率仅为60%，尚未达到当初设计的既定目标[19]。

传统全科医学培养模式虽然存在诸多亟待解决的问题，但在一定程度上缓解了该阶段我国基层卫生人才短缺与人民群众不断提高的医疗卫生需求的矛盾。医学专科院校以面向农村、服务基层为宗旨，凭借其实用、快速、灵活、专业的办学特色，在临床教育中开展专科层次全科医学教育，周期短、投入力度小，专科出生的全科医学人才就业方向大多为农村基层，使得培养出来的全科医生"下得去、用得上、留得住"，成为我国目前基层医疗卫生人才培养的重要过渡补充性模式。

第三节　我国传统全科医学人才的使用机制
——农村订单定向免费培养医学生计划

自我国提出"人人享有基本医疗卫生服务"为新医改目标以来，加强基层医疗卫生机构的综合改革则成为改革的关键一环，强基层、提能力、保服务都需要医学人才，全科医生面向农村，为农村居民提供专业、便民且优质的医疗健康服务，在农村基层社区医疗中充分发挥了其特色和优势。为了保证基层对全科医学人才的需求，我国探索面向农村基层全科医学人才可持续发展机制——"农村订单定向免费培养医学生计划"。

一、农村订单定向免费培养医学生的政策依据

伴随医疗卫生体制改革不断深入，基层医疗卫生人才短缺的问题日益凸显，为及时补给医疗卫生人才队伍，破解医学人才数量不足、素质不高、队伍不稳等"瓶颈"问题，2010年在国家发展改革委、卫生部、中央编办、教育部、财政部、人力资源社会保障部六部委联合出台《以全科医生为重点的基层医疗卫生队伍建设规划》，高等医学院校农村订单免费培养的计划正式开启。随后，关于订单定向培养医学生的系列文件，如《关于印发开展农村订单定向医学生免费培养工作实施意见的通知》《关于做好农村订单定向医学生免费培养和招生工作的通知》（教高司函〔2010〕141号）等正在有序下发，在政府的强力推动下，农村订单定向免费培养计划由局部试点到全面推进，在高等医学院校开展免费医学生培养工作，以供给侧改革补充基层医疗卫生人才队伍，文件从不同角度对农村订单定向免费医学人才培养的目标要素、内容要素、方法要素、评价要素给出了基本要求和界定。这些制度的出台为培养"下得去、用得上、留得住"全科医生提供了有利的制度环境，是全面建立健全全科医生培养机制的有力举措，对提升基层医疗卫生服务水平意义重大。

  "农村订单定向免费培养"以基层就业为导向进行设计和实施，明确订单定向就业岗位数量后，省级高校招生委员会依据就业岗位数量将订单定向培养计划列入普通高等学校定向就业招生计划。计划主要从学制、经费以及管理和使用等方面进行设计：在学制方面，计划内的医学生分为5年制本科和3年制专科两种，学习完成且通过考核者按规定获得相应的学历、学位，其中，3年制专科学生毕业后下沉至乡镇卫生院及以下的医疗卫生机构服务；在经费支持方面，要求各高校的经费按照委托培养部门的隶属关系由省级财政进行统筹并落实，对在校期间处于计划内的学生免除学费、住宿费，并提供生活补助费；在使用管理方面，免除学费的学生在入学前需要与生源地所在地县级卫生行政部门签订协议，并承诺在毕业后到农村基层从事工作6年以上，并且在协议规定的服务期内，可以在农村基层卫生机构之间流动或者从事卫生管理工作。

二、"农村订单定向免费培养医学生"计划的价值与意义

  1. 为中西部农村基层培养急需的医学人才，以保证全科医生"下得去"

  从医学人才补给方面看，农村订单定向免费培养计划被列入普通高等学校定向就业招生计划，要求在3年内培养6万名全科医生，基本能够实现城市每万名居民有1～2名全科医生，农村每个乡镇医院有1名全科医生，为基层卫生人才队伍提供最大限度地补给，满足基层医疗卫生人力需求。从吸纳就业方面看，农村订单定向免费培养以实际岗位需求为导向设计人才培养，在校生在就读前就已明确就业岗位，并签署就业承诺协议，毕业后在农村基层从事卫生工作6年以上。因此医学生入学前就已规划好职业目标，明确了发展方向，在解决就业出路同时减轻了学生的经济压力，收到了经济条件较差的农村学生的高度认同。经过十年的探索与实践，为中西部省份乡镇卫生院培养定向医学生5.7万余名，不仅充实了基层卫生的人才队伍，还从规模上实现了中西部地区每个乡镇卫生院培养1名从事全科医疗本科医学生的全覆盖，同时保障了中西部农村基层卫生技术人员的

供给，让政策的杠杆作用得以充分发挥，全科医学人才"下得去"得到保障。

2. 建设一支高素质的农村基层全科医生队伍，以保证全科医生"用得上"

农村订单定向免费培养计划是以培养全科医生为重点目标，以加强农村基层医疗卫生队伍建设为重点内容的创新性工作举措，是建立全科医生培养制度，健全基层医疗卫生人才培养、管理和使用体制机制的积极探索，对于健全基层医疗卫生服务体系、提高基层医疗卫生服务水平意义重大，群众期盼强烈。承担培养任务的各医学院校对标临床专科的培养要求，不降低门槛，不放宽要求，专业化培养全科医学生，以保证为农村社区培养的医学人才能够真正为基层老百姓提供同样高质量的医疗卫生服务。兰州大学构建了"3.5+1.5"培养模式和"三甲＋区级＋社区"的实习模式，强化培养免费医学生的专业能力，目前已累计招收免费医学生 2358 人，毕业学生 1010 人。新疆医科大学十年间共招录 3465 人，定向计划医学生毕业后全部履约，100% 进入全科住培，扎根基层。遵义医科大学创新了"医教、校地、家校"协同育人模式，实现三个百分之百（100% 履约、100% 入编、100% 落实待遇），有效提升了农村基层的医疗服务水平，让老百姓急难愁盼的民生问题得到缓解。各医学院校对卫生行政部门的政策导向和卫生服务市场需求的有效衔接有赖于各医学院校在本科临床医学人才培养标准上的对标，在基层全科医师岗位的聚集，同时通过教学的不断更新、课程的不断优化、实践的不断强化，特色鲜明的农村订单定向人才培养工作有序展开，并形成了一批教育教学的典型成果，在面向农村基层的全科医学人才培养过程中发挥了不可替代的作用，全科医学人才培养在基层"用得上"得到保障。

3. 服务于医疗卫生事业发展的重要改革，以保证全科医生"留得住"

近年来，医学院校不断加大全科医学人才培育，遵循全科医学教育规律，根据农村医疗服务的需求设置专业，设计课程、编写教材，紧密结合基本诊疗服务的特点和要求，全面满足基层医疗对医学专业人才的技术需求。同时，建立和完善基层全科医生职业发展的规范化培训机制要求，从职业生涯设计出发，基于医院、高校和政府三个层面统筹规划全科医生的职业发展。农村订单定向免费培养工作是落实新医改目标的重要推动力之一，是教改服务医改、医改支撑教改的一项重要机制设计，重点解决了全科医生能否顺利通过国家执业（助理）医师考试、能否安心扎根在基层、能否切实履行工作职责等核心问题。2012 年以来，浙江省积极探索，实行招录和招聘并轨，全面推动解决医学生编制、基本保险和薪酬待遇等后顾之忧，并不断完善全科医学教育制度，稳步推进全科医生转岗培训工作。在未来，全科医生能够"留得住"的内核问题主要是对全科医生激励政策的全面落实、全科医生职业发展问题的全力解决。

在近十年的努力下农村订单定向免费培养工作取得了积极的成效。在此期间，我国医学院校的全科医学教育被不断深化、全科医生的培养体系被逐步完善、国家和地方财政的政策支持也在全面落实，较大改善了全科医生的执业环境，全科医生职业发展前景更加明朗，社会认可度进一步增强。但同时我们也清楚看到，全科医生总体数量不足、分布不均衡、培训质量不高等问题依然突出，全科医生收入低、晋升难、职业认可度低等机制性问题仍未根本破除，加强全科医生队伍建设已经成为健康中国建设和深化医疗卫生体制改革中亟待破解的命题。2011 年，国务院印发《关于建立全科医生制度的指导意见》（国发〔2011〕23 号）以来，"5+3"人才培养模式在逐渐规范下被统一成为全科医生培养模式，开始以专业化、同质化的要求培养全科医学人才，同时将培养高质量的全科医生人才作为教育的目标，全科医生队伍建设作为深化改革、推进健康中国建设的重大任务也将被进一步加强。

参考文献

[1] 国务院 . 国务院关于建立全科医生制度的指导意见 . [EB/OL].[2011-07-06]. http://www.gov.cn/zhengce/content/2011-07/06/content_6123.htm.

[2] 国家卫生健康委员会 .2019 中国卫生健康统计年鉴 [M]. 北京：中国协和

医科大学出版社，2019：40-41.

[3] 国家卫生健康委员会 .2019 中国卫生健康统计年鉴 [M]. 北京：中国协和医科大学出版社，2019：46-49.

[4] 国家卫生健康委员会 .2019 中国卫生健康统计年鉴 [M]. 北京：中国协和医科大学出版社，2019：41.

[5] 国家卫生健康委员会 .2019 中国卫生健康统计年鉴 [M]. 北京：中国协和医科大学出版社，2019：54.

[6] 蒋己兰，周启良，任四兰 . 论全科医生的职业教育与培养 [J]. 中华全科医学，2008，6（11）：1101- 1102.

[7] 李红艳 . 培养全科医生在社区卫生服务中的重要性 [J]. 社区医学杂志，2006，4（20）：4-5.

[8] 杨辉 . 初级卫生保健与中国全科医学的发展及挑战 [J]. 中国全科医学，2018，21（28）：3407- 3410.

[9] 国家卫生健康委员会 .2019 中国卫生健康统计年鉴 [M]. 北京：中国协和医科大学出版社，2019：37.

[10] 张一帆 . 基层医疗机构人才短缺问题分析 [J]. 当代经济，2015（24）：88-89.

[11] 国家卫生健康委员会 .2019 中国卫生健康统计年鉴 [M]. 北京：中国协和医科大学出版社，2019：47.

[12] 丛建妮，赵拥军，张恒博，等 . 在校医学生对全科医学专业认知状况的调查 [J]. 中华全科医学，2012，10（5）：767-768.

[13] 冯悦 . 我国将建立全科医生制度 [J]. 现代养生，2011，8（4）：6.

[14] 司庆燕，李文，陈士福 . 规范化培养全科医生需要注意的几个问题 [J]. 医学与哲学（A），2014，35（1）：74-76.

[15] 王荣华，李云涛，赵玲，等 . 基层全科医生在医联体内的角色定位研究 [J]. 中国全科医学，2019，22（1）：5-9.

[16] 林奇，李金锁，王改兰 . 以社区、预防为导向的全科医生培养模式探讨 [J]. 西北医学教育，1996，14（2）：65-67.

[17] 肖勉 . 建立全科医学教育体系培养社会需要的全科医生 [J]. 中国社区医师，1999（7）：4-7.

[18] 李伟，李永江，刘军 . 全科医生供求现况及培养策略 [J]. 中国全科医学，2001，4（2）：112-113.

[19] 孙萍，陈地龙 . 基于"3+2"卓越医生教育培养基层全科医学人才 [J]. 中国职业技术教育，2017（1）：73-75.

第四章

我国全科医学人才培养模式的历史

本书选取了以"3+2"人才培养模式为代表的 Y 大学和以"5+3"人才培养模式为代表的 X 大学进行培养效果的实证对比，通过比较研究来最终确认我国全科医学人才培养模式的基本方向。

第一节 "3+2"：Y 大学全科医学人才培养典型案例的实证研究

Y 大学对全科医学学科的发展非常重视，早在 20 世纪 80 年代后期，Y 大学已率先提出全科医学和社区卫生服务的概念，并在 1989 年先于全国建立了全科医师培训中心，并将全科医学教育纳入了学校的发展规划[1]。在同一时期，Y 大学主要以"3+2"作为全科医学人才培养的主要模式。2013 年 3 月，Y 大学在成立全科医学与继续教育学院时，还对内部机构的设置进行了调整和完善，并实行学院、学系、教研室的三级建制以全力发展全科医学专业，不仅标志着 Y 大学在全科医学教育上迈出的新的一步，还为全科医学学科的发展提供了强有力的支撑，构筑了一个更高的发展平台。本节主要以 Y 大学全科医学建设前期"3+2"人才培养模式为样本，探讨该人才培养模式的培养效果。为了解 Y 大学全科医学学生的培养和管理现状，研究者通过走访 Y 大学的全科医学与继续教育学院，在开展"全科医学专业人才培养与管理工作专项调研"时收集了大量的信息，详细了解了 Y 大学"3+2"的人才培养模式，并对培养效果进行了实证研究。从培养目标来看，Y 大学以培养满足我国社会主义现代化建设和卫生事业发展需要的、具有系统专业知识和良好职业素质、了解科学研究的基本方法、具备临床实践能力和终身学习能力、能够从事安全有效的医疗实践的医学人才为目标，对全科医学人才进行全方位的培养，并对其进行进一步的深造，使其具备更为扎实的基础。

一、研究方法、对象和内容

（一）研究方法

本次采用问卷调查法和访谈法对 Y 大学全科医学人才培养质量进行研究。调查问卷面向全校"3+2"全科医学专业学生，共发放问卷 308 份，获得有效问卷 284 份，有效问卷占总问卷数量 92.2%。

（二）研究对象

问卷调查对象为 Y 大学全科医学专业大一至大三的专科学生。其中，大一学生 121 人（占总人数的 42.6%）、大二学生 87 人（占总人数的 30.6%）、大三学生 76 人（占总人数的 26.8%）。

（三）研究内容

1. 效度分析

对问卷进行探索性因子分析，问卷 KMO 值为 0.938，大于 0.8，Bartlett 的球形度检验的近似卡方为 2033.031，自由度为 66，$P < 0.001$，达到了显著性标准，各变量的独立性假设不成立，母群体的相关矩阵间有共同因素存在，适合做因子分析。采用主成分分析，最大方差旋转法，提取特征值大于 1，因子负荷大于 0.5

的因子。问卷中各项目共同值提取后在 0.574 ~ 0.698，显示问卷各项目的共同性良好。可提取公共因子数为一个，累计方差贡献率达到 68%，高于 60%，可以认为方差贡献率较高，问卷结构效度良好，共 12 项胜任特征。

2. 信度分析

12 项条目的信度 α 系数为 0.936，表明同质性信度非常理想。各因子的信度值均大于 0.7，表明问卷有良好的信度。各因子信度及总信度如表 4-1。

表 4-1 总问卷与各因子 Cronbach' α 系数

各因子	Cronbach's α 系数
全科医学或者社区卫生服务的内容	0.924
全科医生的工作内容	0.945
对于"全科医生能够解决大多数的健康问题"的说法	0.896
全科医疗和专科医疗的区别	0.937
全科医疗在医生服务体系中的作用	0.928
对于全科医学人才的培养模式	0.941
全科医生规范化培养或全科医生的相关政策内容	0.926
对于全科医学的现状	0.915
对于全科医学认知需求与现状的矛盾	0.922
对于"全科医学是一门专科"的说法	0.906
对于全科医生的工作环境	0.918
对于将全科医生作为职业的满意度	0.931
总体	0.936

3. 量表使用

全科医学认知量表原量表共包括 12 道测题，量表采用李克特 5 点计分。在本书中，个人情况的内部一致性系数为 0.903。

二、全科医学人才培养现状分析

（一）全科医学的认知现状及其原因分析

由 Y 大学全科医学认知量表（表 4-2）可得，全科医学各项平均分在 2.25 以下，总体得分较低，量表总体均分为 2.05，其中"对于将全科医生作为职业的满意度""对于'全科医学是一门专科'的说法"和"对于全科医生的工作环境"的得分较低，说明在校生对全科医学的认知不够全面且认可度较低。在全科医学专业的学生中，70.1% 的学生认为当今医疗过于专科化，77.5% 的学生认为全科医生制度有必要实施，88.7% 的学生表示全科医学应该被重视，可见大多数在校生已经认识到全科医学的重要性（图 4-1、4-2、4-3）。

表 4-2　Y 大学全科医学认知量表

一级指标	二级指标	5（非常同意）	4（同意）	3（一般）	2（不同意）	1（非常不同意）	平均分
全科医学认知	全科医学或者社区卫生服务的内容	5（1.8%）	25（8.8%）	60（21.1%）	104（36.6%）	90（31.7%）	2.12
	全科医生的工作内容	1（0.4%）	29（10.2%）	76（26.8%）	79（27.8%）	99（34.9%）	2.13
	对于"全科医生能够解决大多数问题"的说法	2（0.7%）	20（7.0%）	78（27.5%）	79（27.8%）	105（37.0%）	2.07
	全科医疗和专科医疗的区别	8（2.8%）	32（11.3%）	73（25.7%）	79（27.8%）	92（32.4%）	2.24
	全科医疗在医生服务体系中的作用	2（0.7%）	14（4.9%）	85（33.5%）	89（31.3%）	84（29.6%）	2.16
	对于全科医学人才的培养模式	0（0%）	15（5.3%）	83（29.2%）	85（29.9%）	101（35.6%）	2.04

续表

一级指标	二级指标	5 （非常同意）	4 （同意）	3 （一般）	2 （不同意）	1 （非常不同意）	平均分
全科医学认知	全科医生规范化培养或全科医生的相关政策内容	2 （0.7%）	19 （6.7%）	88 （31.0%）	79 （27.8%）	96 （33.8%）	2.13
	对于全科医学的现状	2 （0.7%）	19 （6.7%）	71 （25.0%）	98 （34.5%）	94 （33.1%）	2.07
	对于全科医学认知需求与现状的矛盾	1 （0.4%）	23 （8.1%）	84 （29.6%）	85 （29.9%）	91 （32.0%）	2.15
	对于"全科医学是一门专科"的说法	3 （1.1%）	26 （9.2%）	35 （12.3%）	88 （31.0%）	132 （46.5%）	1.87
	对于全科医生的工作环境	2 （0.7%）	9 （3.2%）	53 （18.7%）	93 （32.7%）	127 （44.7%）	1.82
	对于将全科医生作为职业的满意度	0 （0）	14 （4.9%）	52 （18.3%）	76 （26.8%）	142 （50.0%）	1.78

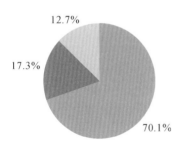

12.7%
17.3%
70.1%

■ 是　■ 否　■ 不清楚

图 4-1　您是否认为当今医疗过于专科化

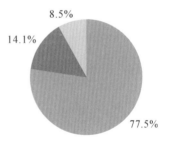

8.5%
14.1%
77.5%

■ 是　■ 否　■ 不清楚

图 4-2　您是否认为全科医生制度有实施的必要

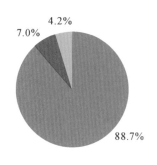

■ 是　■ 否　■ 不清楚

图 4-3　您认为全科医学是否应该被重视

在学校安排的社区卫生服务机构实习／见习过的学生中，有 62.8% 的学生表示有意向发展为全科医生，69.4% 的学生表示全科医生的学历只需大专即可，54.2% 的学生认为全科医生的培养应该以本科为起点，说明受调查的学生普遍认为全科医生的学历门槛较低。从事全科医生这一职业意味着扎根基层，不少人已经认识到该职业的重要性且有意向发展为全科医生，84.5% 的学生就业首选在县级医院／乡镇卫生院或者城市社区卫生服务机构，且 58.1% 的学生表示全科医生的薪酬待遇比期望值高或者与期望值相当（图 4-4、4-5、4-6、4-7、4-8）。

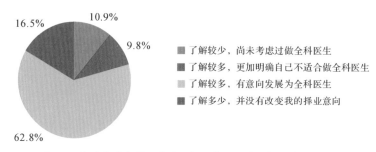

图 4-4　当前您对全科医学的了解程度以及对您择业意向的影响

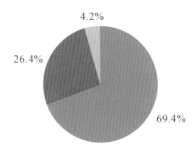

4.2%

26.4%

69.4%

■ 大专　■ 本科　■ 硕士及以上

图 4-5　您认为社区卫生服务机构
最需要全科医生的学历层次

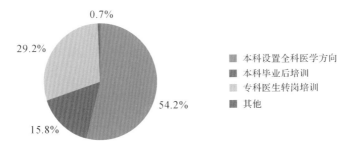

0.7%

29.2%

15.8%

54.2%

■ 本科设置全科医学方向
■ 本科毕业后培训
■ 专科医生转岗培训
■ 其他

图 4-6　您认为培养全科医生最应该从哪个阶段开始

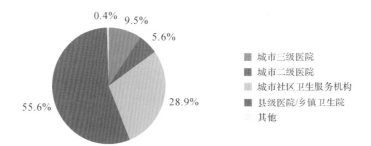

0.4%　9.5%

5.6%

55.6%

28.9%

■ 城市三级医院
■ 城市二级医院
■ 城市社区卫生服务机构
■ 县级医院/乡镇卫生院
　其他

图 4-7　毕业后，如果您选择做医生，首选的工作单位级别

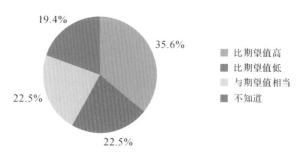

图 4-8　您认为社区全科医生的薪酬待遇与您的期望收入相比

以年级为分组依据，将调查对象分为大一、大二、大三，采用单因素方差分析法，检验年级对全科医学的认知情况（表 4-3）。结果表明，大二组评分明显高于其他组，原因可能与专业学习的时间、深度以及宣传等多方面因素相关（F=387.885，$P < 0.001$）。

表 4-3　Y 大学各年级段对全科医学认知情况表

等级分组	均分	标准差	均值的 95% 置信区间		极小值	极大值
			上限	下限		
大一	1.43	0.452	1.24	1.39	1.00	3.08
大二	2.97	0.463	2.63	2.81	1.00	3.83
大三	2.67	0.314	2.38	2.51	1.75	3.17

（二）全科医学的课程建设情况及其原因分析

《Y 大学人才培养方案》显示，全科医学专业主干学科包括基础医学和临床医学。核心课程主要有《人体解剖学》《组织学与胚胎学》《生物化学》《神经生物学》《生理学》《医学微生物学》《医学免疫学》《病理学》《药理学》《正常人体形态学实验》《医学生物学实验》《医学机能学实验》《病原生物学与免疫学实验》《异常人体形态学实验》《诊断学》《内科学》《外科学》《妇产科学》《儿科学》《全科医学导论》《循证医学》等。《卫生法学》《医学伦理学》《医学心理学》《医患沟通技巧》等；《马克思主义基本原理》《思想道德修养》

《医德修养》等；《英语》《高等数学》《医用物理学》《化学》等。

课程分类主要包括必修课、选修课和特殊选修课三大类。其中，必修课分为六大课程群，即"思想道德修养与医德修养""人文社科与行为科学""自然科学""生物医学基础""预防医学与科研方法学""临床医学课程"以及"英语""体育"。

学校对全科医学课程的重要性已有认知，并进行了较为合理的课程安排，其中 43.7% 的被调查学生认为学时合理（图4-9）。

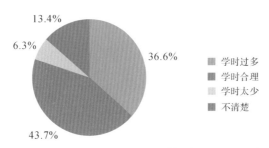

图 4-9　您认为学校安排的全科医学相关理论课程的学时

在校生对全科医学课程设置的满意度情况显示，在校生对全科医学课程设置满意度的各项平均分在 1.85 以下，总体得分较低，量表总体均分 1.78，可见对于全科医学课程的设置和教学情况的满意度都比较低，教学效果尚不乐观（表4-4）。

表4-4　在校生对全科医学课程设置的满意度情况表

一级指标	二级指标	5（非常同意）	4（同意）	3（一般）	2（不同意）	1（非常不同意）	平均分
全科医学课程	你对于目前的全科医学课程的满意度	0（0）	15（5.3%）	41（14.4%）	113（39.8%）	115（40.5%）	1.85
	您对学校安排的全科医学相关理论课程教学的总体满意度是	1（0.4%）	8（2.8%）	35（12.3%）	103（36.3%）	137（48.2%）	1.71

（三）全科医学的师资队伍建设情况及其原因分析

90.5%的受访者表示学校有专业的全科医学任职老师，80.3%愿意成为全科医学教师，可见在校生对目前学校配备的师资队伍的质量是满意的；89.8%的受访者认为基层社区具有丰富工作经验的人更适合教授全科医学课程，可见具有丰富的实践经验的教师进行授课被认为会有更好的教学效果（图4-10、4-11、4-12）。

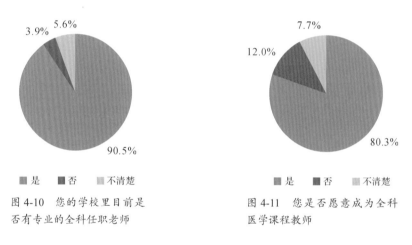

图4-10　您的学校里目前是否有专业的全科任职老师

图4-11　您是否愿意成为全科医学课程教师

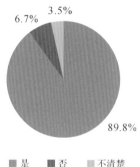

图4-12　您是否认为在基层社区具有丰富工作经验的人更适合教授全科医学课程

（四）全科医学的实习情况及其原因分析

93.7% 的受访者表示学校有安排全科医学相关的实习或者见习，其中 92.3% 学生在学校安排的社区卫生服务机构实习／见习，50% 的学生认为实习／见习时间安排合理，35.6% 的学生认为实习／见习时间过长，认为全科医学实习／见习时间应该在 1～2 周的学生占比最高，为 34.2%（图 4-13、4-14、4-15、4-16）。

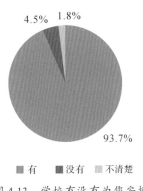

■ 有　■ 没有　■ 不清楚

图 4-13　学校有没有为您安排与全科医学相关的实习或者见习

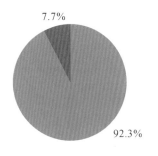

■ 有　■ 没有

图 4-14　您有没有在学校安排的社区卫生服务机构实习／见习

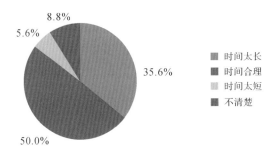

■ 时间太长
■ 时间合理
■ 时间太短
■ 不清楚

图 4-15　您认为学校安排的实习／见习时长

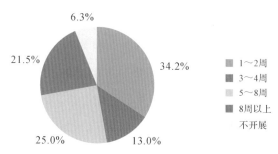

图 4-16　您认为全科医学实习／见习时间以多长为宜

　　在校生对学校安排的社区卫生服务机构或者与全科医学相关的实习／见习过程的总体满意度在比较满意以上的人数占总人数的 88.4%，可见目前全科医学实习／见习效果较好（图 4-17）。全科医学实践的教学形式按受欢迎程度排序依次是案例分析／讨论（85.6%）、见习／实习（79.6%）、角色扮演（76.1%）（图 4-18）。可见案例分析讨论作为近年来医学教学的新型方式深受喜爱；角色扮演、模拟真实的工作场景在一定程度上吸引了同学的兴趣，可以作为全科医学的专业实践特色加以重视。

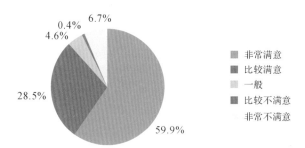

图 4-17　对学校安排的社区卫生服务机构或者与全科医学相关的实习／见习过程的总体满意度

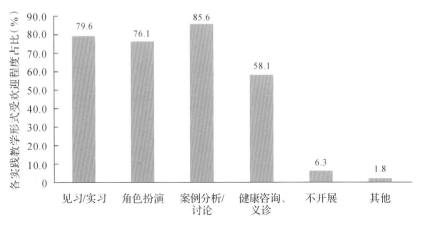

图 4-18　您认为全科医学实践以什么形式开展较好

（五）全科医学的规范化培训情况及其原因分析

对于全科医学规范化培养的了解途径，284名受访者中分别有208人（52.8%）、188人（47.7%）表示是通过实习和网络等媒介了解的；此外，课外讲座155人（39.3%）、课堂教学155人（39.3%）等也是了解规范化培养的重要途径（图4-19）。

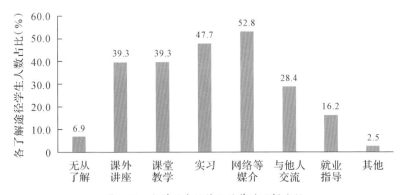

图 4-19　全科医生规范化培养的了解途径

对于全科医生规范化培养相关政策的理解，284 人中有 188 人（47.7%）表示"政策内容在某些地方模糊不清，仍需进一步完善"，另有 134 人（34.0%）认为"只有宏观政策，可操作性不强"（图 4-20），由此可见学生普遍认为关于规范化培养的方向是正确的，但缺少细化的指标和落地的保障性措施。

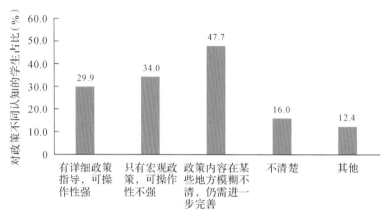

图 4-20　对于全科医生规范化培养相关政策的理解

对于将来是否愿意成为一名全科医生，93.7% 的人表示愿意，可见全科医生这一职业有较强的吸引力，对于不愿意成为全科医生的原因主要是无法得到较高层次的锻炼（43.3%）、全科医生培养未成体系（43.7%），如果必须参与全科医生规范化培养，89.1% 的人会选择本科毕业应参加全科医师规范化培训（图 4-21、4-22、4-23）。

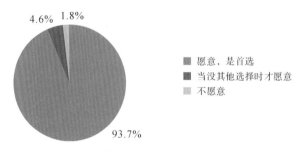

图 4-21　您毕业后愿意成为一名全科医生吗

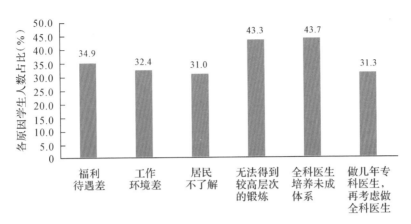

图 4-22　不愿意成为全科医生的原因

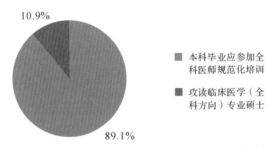

图 4-23　如果您必须参与全科医生规范化培养

（六）全科医学的相关支持政策情况及其原因分析

在全科医学相关政策支持方面，能吸引医学生成为全科医生的优惠政策条件主要是"获得与专科医生同等的工资福利"（90.5%）、"能够获得优先的晋升、培训机会"（76.4%）、"获得与专科医生同等的社会地位"（75.0%），目前全科医生工资低、地位低、晋升难的现状降低了医学生成为全科医生的积极性，政策如果能在这三方面做到一定程度的改进，医学生对全科医生这一职业的认同感将会提高（图 4-24）。

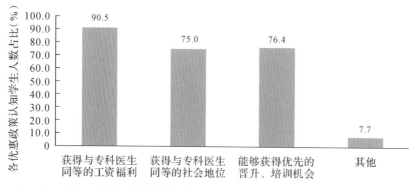

图 4-24　您认为下列优惠政策或条件，哪项能吸引更多医学生选择成为全科医生

三、讨论

（一）全科医学的专业认知不够全面且认可度较低

全科医学认知量表 12 项各项平均分在 2.25 以下，总体较差，均分为 2.05。其中，全科医学的职业满意度评价较低，实习／见习过的学生中只有 62.8% 的学生表示毕业后愿意从事全科医生这个职业。对于将来就业地点的选择，84.5% 的学生就业首选在县级医院、乡镇卫生院或者城市社区卫生服务机构，且 58.1% 表示全科医生薪资水平比期望值高或者相当，对全科医生发展的前景持乐观人数占 87.7%，说明 Y 大学全科医学人才培养的目标与学生对该专业的认知是一致的，与该学科的学科定位和职业定位是一致的。在全科医生的学历要求方面，69.4% 的人表示目前全科医生的学历大专即可，但 54.2% 的受访者认为全科医生的学历应该为本科起点，可见提高全科医生的学历门槛是全科医生未来的职业发展需求，培养高质量的全科医生也是全科医学教育的未来发展目标。

（二）全科医学课程覆盖面广但教学效果不佳

《Y 大学人才培养方案》显示，该校全科医学课程分类主要包括必修课、选修课和特殊选修课三大类。其中，必修课分为六大课程群，即《思想道德修养与医德修养》《人文社科与行为科学》《自然科学》《生物医学基础》《预防医学与科研方法学》《临床医学课程》以及《英语》《体育课程》。学校对全科医学课程的重要性已有认知，并进行了较为合理的课程安排，其中43.7%的被调查学生认为学时合理，但学生对全科医学课程的设置和教学情况的满意度评分均较低（分别为1.85分和1.71分），教学效果并不乐观，可以看出目前全科医学课程有流于形式的可能，其内容无法引起学生的兴趣，给学生带来的收获不大，80.3%的受访者认为基层社区具有丰富工作经验的教师更适合教授全科医学课程，原因可能是目前该校全科医学的教师缺乏实践经验，空于理论授课，也是导致学生的教学评价不高的原因之一。

（三）全科医学专业实践满意度良好，实践形式呈现多样化

Y大学已为该专业的学生安排相关的见习/实习，且92.3%的全科医学学生已参加基层社区卫生服务机构的见习/实习，且评价较高，88.4%的医学生实习满意度评分4分及以上，表示实习体验良好，既有理论授课又有实践体验，但35.6%的学生认为实习时间过长，有34.2%的学生希望实习时间能控制在1~2周。全科医学的实践形式包括见习/实习、角色扮演、案例分析/讨论、参观健康咨询、义诊等形式，其中，除了见习/实习外，案例分析是在全科医学实践教学形式中最受欢迎的教学方式，有多达85.6%的学生表示喜爱，角色扮演模拟真实工作情景，也受到了76.1%学生的欢迎，参观健康咨询、义诊这一独具特色的形式也受到了不少的认可，可见教学形式的多样化有利于提高学生的学习兴趣和学习热情。

（四）全科医学规范化培训的规范性和制度性有待进一步提升

医学生对规范化培养的认知途径主要集中于网络等媒介（47.7%）、实习（52.8%）、课堂教学（39.3%）和课外讲座（39.3%）等，如果必须参与全科医生规范化培养，89.1%的人会选择刚毕业就参加全科医师规范化培训。在规范化培养相关政策的认知调查中，47.7%的受调查学生表示"政策内容在某些地方模

糊不清，仍需进一步完善"，另有 34.0% 的学生认为"只有宏观政策没有细化方案"，可见学生在认可相关政策宏观导向的同时认为政策的明确性和落地性有待进一步提升。全科医学作为紧缺专业需要政府出台相应的政策保障和制度支持助力全科医生的培养，如现在全科医生面临着工资低、地位低、晋升难的现状，使得全科医生"下得去""留得住""用得上"成为难题。90.5% 的受访者希望"获得与专科医生同等的工资福利"、76.4% 的学生希望"能够获得优先的晋升、培训机会"、75.0% 的受访学生希望"获得与专科医生同等的社会地位"。

第二节 "5+3"：X 大学全科医学人才培养典型案例的实证研究

X 大学基于学校自身的学科特色和办学定位，以完善理论与实践教学体系为切入点，通过强化学生实践能力、建设临床实践教学基地，同时以适应区域性医学需求为目的全面加强专业建设，因此，人才培养质量逐年稳步提升。2010 年开始，在浙江省卫生健康委员会、浙江省教育厅的支持下，X 大学接受浙江省各县（市、区）政府委托，在省内率先开展本科层次基层医学人才订单式培养，为基层医疗卫生机构提供从事全科医学的高素质人才。

为了解 X 大学现全科医学 "5+3" 学生的培养和管理现状，研究者走访了 X 全科医学系，开展了"全科医学专业人才培养与管理工作专项调研"，收集了大量信息，详细了解了目前 X 大学的人才培养模式并对其培养效果进行实证研究。

一、研究方法、对象和内容

（一）研究方法

本次采用问卷调查法和访谈法对 X 大学全科医学人才培养质量进行研究。调查问卷面向该校 "5+3" 全科医学专业学生，共发放问卷 539 份，获得有效问卷 435 份，有效问卷占总问卷数量 90.6%。

（二）研究对象

问卷调查对象为 X 大学全科医学专业大一至大五的本科学生。其中，大一学生 77 人（占总人数的 19.5%）、大二学生 83 人（占总人数的 21.1%）、大三学生 76 人（占总人数的 19.3%）、大四学生 71 人（占总人数的 19.0%）、大五学生 87 人（占总人数的 22.1%）。

（三）研究内容

1. 效度分析

对问卷进行探索性因子分析，问卷 KMO 值为 0.911，大于 0.8，Bartlett 的球形度检验的近似卡方为 28888.580，自由度为 66，$P < 0.001$，达到了显著性标准，各变量的独立性假设不成立，母群体的相关矩阵间有共同因素存在，适合做因子分析。采用主成分分析，最大方差旋转法，提取特征值大于 1，因子负荷大于 0.5 的因子。问卷中各项目共同值提取后在 0.524 ~ 0.722，显示问卷各项目的共同性良好。可提取公共因子数为一个，累计方差贡献率达到 65%，高于 60%，可以认为方差贡献率较高，问卷结构效度良好，共 12 项胜任特征。

2. 信度分析

12 项条目的信度 α 系数为 0.910，表明同质性信度非常理想。各因子的信度值均大于 0.7，表明问卷有良好的信度。各因子信度及总信度如表 4-5。

表 4-5　总问卷与各部分 Cronbach's α 系数

各因子	Cronbach's α 系数
全科医学或者社区卫生服务的内容	0.905
全科医生的工作内容	0.913
对于"全科医生能够解决大多数的健康问题"的说法	0.883
全科医疗和专科医疗的区别	0.907

续表

各因子	Cronbach's α 系数
全科医疗在医生服务体系中的作用	0.894
对于全科医学人才的培养模式	0.911
全科医生规范化培养或全科医生的相关政策内容	0.892
对于全科医学的现状	0.915
对于全科医学认知需求与现状的矛盾	0.917
对于"全科医学是一门专科"的说法	0.912
对于全科医生的工作环境	0.911
对于将全科医生作为职业的满意度	0.902
总体	0.910

3. 量表使用

全科医学认知量表共包括 12 道测题，量表采用李克特 5 点计分。在本书中，个人情况的内部一致性系数为 0.903。

二、全科医学人才培养现状分析

（一）全科医学的专业认知现状及其原因分析

全科医学各项平均分在 2.25 以上，总体得分一般，量表总体均分 2.51，其中对"全科医学是一门专科"和"您对于将全科医生作为职业的满意度"的评分较高，表明在校生对全科医学的认知较为全面且对职业认可度较高（表 4-6）。全科医学专业学生对于全科医学认知的情况，88.3% 的受访学生认为"全科医生制度有实施的必要性"，93.2% 的受访学生表示"认为医疗过于专科化"，86.0% 的受访学生表示认识到"全科医学应该有所侧重"（图 4-25、4-26、4-27）。

表 4-6 X 大学全科医学认知量表

一级指标	二级指标	5（非常同意）	4（同意）	3（一般）	2（不同意）	1（非常不同意）	平均分
全科医学认知	全科医学或者社区卫生服务的内容	3（0.8%）	21（5.3%）	143（36.3%）	198（50.3%）	29（7.4%）	2.42
	全科医生的工作内容	4（1.0%）	16（4.1%）	138（35.0%）	206（52.3%）	30（7.6%）	2.39
	对"全科医生能够解决大多数问题"的说法	3（0.8%）	32（8.1%）	69（17.5%）	252（64.0%）	38（9.6%）	2.26
	对全科医疗和专科医疗的区别	2（0.5%）	11（2.8%）	108（27.4%）	237（60.2%）	36（9.1%）	2.25
	对全科医疗在医生服务体系中的作用	1（0.3%）	15（3.8%）	122（31.0%）	224（56.9%）	32（8.1%）	2.31
	对于全科医学人才的培养模式	2（0.5%）	23（5.8%）	142（36.0%）	195（49.5%）	32（8.1%）	2.41
	对全科医生规范化培养或全科医生的相关政策内容	3（0.8%）	46（11.7%）	166（42.1%）	156（39.6%）	23（5.8%）	2.62
	对于全科医学的现状	5（1.3%）	42（10.7%）	173（43.9%）	155（39.3%）	19（4.8%）	2.64
	对于全科医学认知需求与现状的矛盾	2（0.5%）	35（8.9%）	187（36.3%）	152（38.6%）	18（4.6%）	2.62
	对于"全科医学是一门专科"的说法	19（4.8%）	113（28.7%）	98（24.9%）	132（33.5%）	32（8.1%）	2.89
	对于全科医生的工作环境	3（0.8%）	31（7.9%）	137（34.8%）	203（51.5%）	20（5.1%）	2.48
	您对于将全科医生作为职业的满意度	10（2.5%）	61（15.5%）	180（45.7%）	131（3.0%）	12（3.0%）	2.81

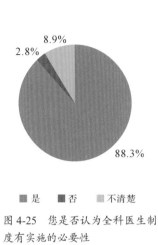

8.9%

2.8%

88.3%

■ 是　■ 否　■ 不清楚

图 4-25　您是否认为全科医生制
度有实施的必要性

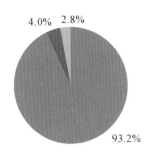

4.0%　2.8%

93.2%

■ 是　■ 否　■ 不清楚

图 4-26　您是否认为医疗
过度专科化

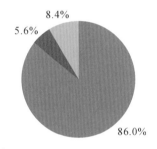

8.4%

5.6%

86.0%

■ 是　■ 否　■ 不清楚

图 4-27　您认为全科医学是否应该有所侧重

受访学生中有 57.2% 表示"有意向发展为一名全科医生";93.4% 的被调查学生表示"社区服务机构最需要的学历层次是本科",且 76.6% 的学生认为"培养全科医生应从本科开始"。从事全科医生这一职业意味着扎根基层,不少人已经认识到这一职业的重要性且有意向将来成为一名全科医生,故就业方向也多倾向于全科医生的常规性就业单位,85.8% 的被调查学生"就业首选的工作单位级别是县级医院/乡镇卫生院或者城市社区卫生服务机构",且 65.4% 的被调查学生表示"全科医生的薪酬待遇比期望值高或者与期望值相当",对全科医生发展的前景持"乐观,很有信心"的人数占 89.8%(图 4-28、4-29、4-30、4-31、4-32、4-33)。总体来看,该专业学生的择业取向与全科医生这一岗位基本一致。

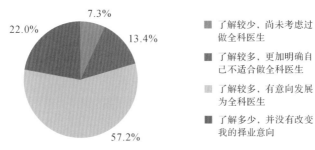

图 4-28 当前您的择业意向的是

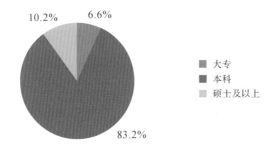

图 4-29 您认为社区卫生服务机构最需要全科医生的学历层次是

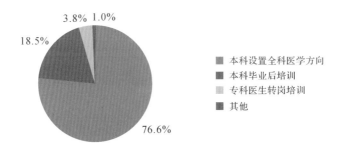

图 4-30 您认为培养全科医生最应该从哪个阶段开始

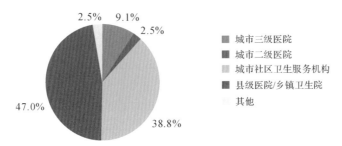

图 4-31 毕业后,如果您选择做医生首选的工作单位级别是

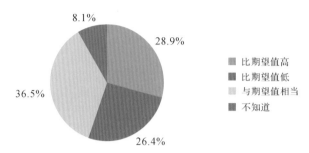

图 4-32 您认为社区全科医生的薪酬待遇与您的期望收入相比

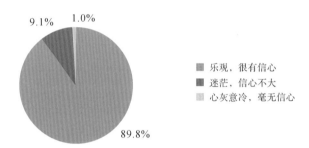

图 4-33 您对全科医生的职业发展前景感到

研究以年级为分组依据，采用单因素方差分析法，检验不同年级对全科医学的认知情况分析发现，大一组评分明显高于其他组（表 4-7），原因在于 2018 年国务院出台了全科医生相关的激励政策，政策力度很大，宣传工作也比较到位，这对于大一新生起到了很好的宣传效应且有明显统计学意义（F=6.881，$P < 0.001$）。

表 4-7 X 大学各年级段对全科医学认知情况表

分组			均值的 95% 置信区间			
	均分	标准差	上限	下限	极小值	极大值
大一	2.78	0.556	2.65	2.91	1.08	4.25
大二	2.41	0.531	2.29	2.53	1.00	3.83
大三	2.42	0.447	2.32	2.53	1.00	3.50

续表

分组	均值的 95% 置信区间					
	均分	标准差	上限	下限	极小值	极大值
大四	2.41	0.608	2.27	2.56	1.00	5.00
大五	2.51	0.492	2.41	2.62	1.25	4.00

（二）全科医学的课程建设情况及其原因分析

《X 大学五年制临床医学专业（全科方向）人才培养方案》显示，全科医学专业主干学科包括基础医学和临床医学；核心课程主要有《人体解剖学》《组织与胚胎学》《生物化学》《生理学》《病理生理学》《病理学》《药理学》《预防医学》《医学影像学》《诊断学》《内科学》《外科学》《妇产科学》《儿科学》《全科医学导论》《社区康复学》《社区急救》《健康教育》等。

课程分类主要包括必修课、限选课和任选课三大类。学校将必修课、选修课以及课外实践环节共分为四大课程模块群，即人文素质教育模块、专业素质培养模块、专业素质课程模块、身心素质养成模块。

在已经设置了全科医学的相关理论课程的学校中，研究发现学校对全科医学课程的重要性已有认知，并进行了较为合理的课程安排，其中受调查学生中75.9% 的学生认为"学校安排的全科医学相关理论课程的学时"安排合理（图4-34）。

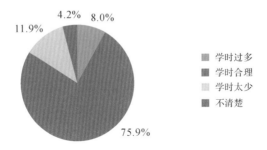

图 4-34　您认为学校安排的全科医学相关理论课程的学时

在校生对全科医学课程设置的满意度情况表显示，在校生对全科医学课程设置满意度的各项平均分在 2.15 以上，量表总体均分 2.19，可见对于全科医学课程的理论课程满意度一般，课程的开展效果一般（表 4-8）。

表 4-8　在校生对全科医学课程设置的满意度情况表

一级指标	二级指标	5（非常同意）	4（同意）	3（一般）	2（不同意）	1（非常不同意）	平均分
全科医学课程	你对于目前的全科医学课程的满意度	3（0.8%）	5（1.3%）	102（25.9%）	236（59.9%）	48（12.2%）	2.19
	您对学校安排的全科医学相关理论课程教学的总体满意度是	4（1.0%）	5（1.3%）	104（26.4%）	219（55.6%）	63（16.0%）	2.15

（三）全科医学的师资队伍建设情况及其原因分析

90.6% 的受访者表示学校有"专业的全科任职教师"，91.9% 的学生"愿意成为全科医学课程教师"，可见在校生对目前学校配备的师资队伍的质量是满意的，79.2% 的受访者认为"基层社区具有丰富工作经验的人更适合教授全科医学课程"，可见实践经验被认为对教学帮助很大，全科医学的任课教师更需要有实践经验。（图 4-35、4-36、4-37）。

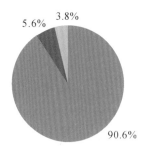

■ 是　■ 否　■ 不清楚

图 4-35　您的学校里目前是否有专业的全科任职老师

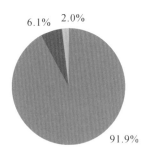

■ 是　■ 否　■ 不清楚

图 4-36　您是否愿意成为全科医学课程教师

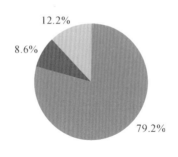

图 4-37　您是否认为在基层社区具有丰富
工作经验的人更适合教授全科医学课程

（四）全科医学的实习情况及其原因分析

94.7% 的受访者表示"学校有安排全科医学的专业实习或者见习"，其中 92.7% 的受访者在"学校安排的基层社区卫生服务机构实习／见习过"，76.7% 的受访者认为"全科医学的实习／见习时长"安排合理，80.2% 的受访者认为"全科医学实习／见习时间应该在 1 ～ 4 周"（图 4-38、4-39、4-40、4-41）。

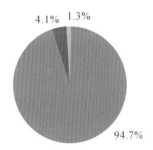

图 4-38　学校有没有为您安排
全科医学相关的实习或者见习

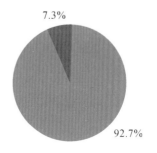

图 4-39　您有没有在学校安排的基
层社区卫生服务机构实习／见习过

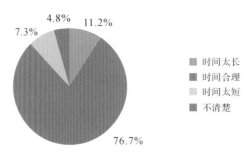

图 4-40　您认为全科医学的实习／见习时长

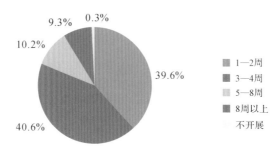

图 4-41　您认为全科医学实习／见习时间以多长为宜

受调查学生中对"学校安排的社区卫生服务机构的实习／见习总体满意度"为"比较满意"和"非常满意"的，占总人数的 82.2%，可见目前全科医学专业实习／见习效果很好（图 4-42）。全科医学实践形式柱状图显示，"全科医学实践形式"受欢迎程度依次是见习／实习（94.2%）、健康咨询／义诊（73.9%）、案例分析／讨论（65.0%）、角色扮演（32.2%）（图 4-43）。

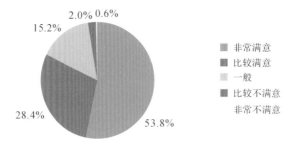

图 4-42　对学校安排的社区卫生服务机构实习／见习的
总体满意度

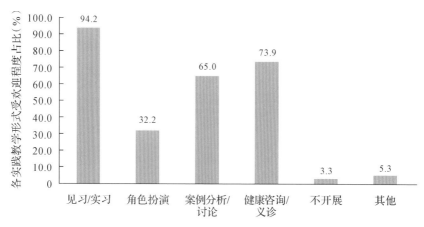

图 4-43 您认为全科医学实践以什么形式开展较好

（五）全科医学的规范化培训情况及其原因分析

对于"全科医学规范化培养的了解途径"，受访的学生中分别有 69.0% 的学生和 68.3% 的学生表示是通过课堂教学和与他人交流等途径了解全科医学规范化培养。此外，其他了解途径中，"课外讲座"占 45.4%、网络等媒介占 49.2%、实习占 42.9%（图 4-44）。

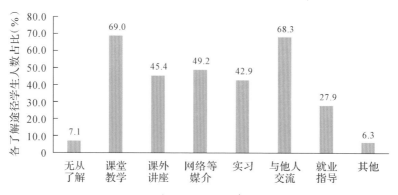

图 4-44 全科医生规范化培养的了解途径

对于"全科医生规范化培养相关政策的理解"，68.5%的受访者表示"政策内容在某些地方模糊不清，仍需进一步完善"，34.3%的受访者认为"有详细的政策指导，可操作性强"，41.1%的受访者认为"只有宏观政策，可操作性不强"，可见对政策的认识深刻，且总体来说对政策是认可的（图4-45）。

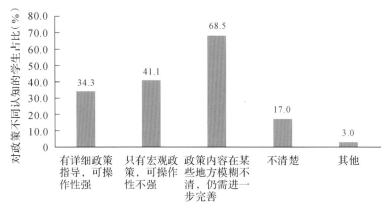

图 4-45　对于全科医生规范化培养相关政策的理解

对于"毕业后是否愿意成为一名全科医生"，94.0%的人表示愿意，可见全科医生这一职业具有较强吸引力。对于"全科医生规范化培养的起始阶段"，94.7%的人会选择本科毕业就参加全科医师规范化培训，对于"不愿意成为全科医生"的原因主要是"福利待遇差"（53.6%）、"资源条件差"（48.2%）、"政策不完善，晋升困难"（47.5%）（图4-46、4-47、4-48）。

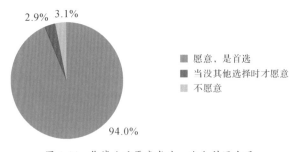

图 4-46　您毕业后愿意成为一名全科医生吗

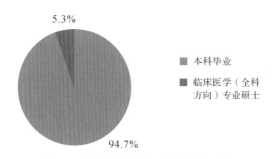

图 4-47　全科医生规范化培养的起始阶段

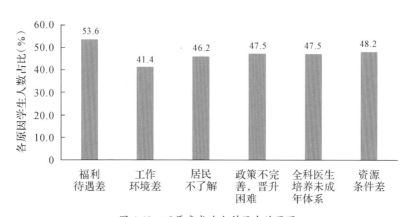

图 4-48　不愿意成为全科医生的原因

（六）全科医学的相关政策支持情况及其原因分析

在全科医学相关政策支持方面，能吸引医学生成为全科医生的优惠政策条件主要是"获得与专科医生同等的工资福利"（94.4%）、"获得与专科医生同等的社会地位"（90.4%）、"能够获得优先的晋升、培训机会"（83.2%），目前全科医生工资低、地位低、晋升难的现状在一定程度上削减了医学生成为全科医生的积极性，政策如果能在这三方面做到一定程度的倾斜，全科医生这一职业的吸引力将会大大提高（图 4-49）。

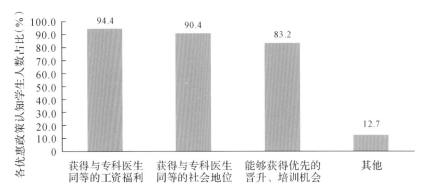

图 4-49　您认为下列优惠政策或条件，哪项能吸引更多医学生选择成为全科医生

三、讨　论

（一）全科医学专业认知较全面且认可度较好

量表 12 项各项平均分在 2.25 以上，总体较好，均分为 2.51。其中，其中对"全科医学是一门专科"和"对全科医生的职业满意度"的评分较高。

在全科医学的专业认知方面，93.2% 的受访学生表示"认为医疗过于专科化"，88.3% 的受访学生认为"全科医生制度有实施的必要性"，86.0% 的受访学生表示认识到"全科医学应该有所侧重"，体现出在校生对全科医学的认知较为全面且对于全科医生的职业认可度较高。

在全科医生的职业定位方面，该校学生对全科医生的职业定位认知准确，对于全科医生这一职业具有较高的认可度，对于全科医学的就业方向、服务群体、薪资水平、就业前景均与该校全科医学专业的人才培养目标保持一致。当今社会存在许多有关全科医学的突出问题比如去专科化、制度落地性差、缺少重视等，对此类问题的认知人数比例分别为 93.2%、88.3%、86.0%，可见该校全科医学专业的学生对全科医学认知较为全面且有自己的专业判断。

在全科医生的学历水平方面，受访学生中 93.4% 的人表示"社区服务机构最需要的学历层次是本科"，且 76.6% 认为"培养全科医生应从本科开始"，可见

X 全科医学专业的学生普遍认为全科医生和专科医生一样必须是高水平人才。

（二）全科医学课程全面普及且教学效果较好，但专业教师须具备实践经验

《X 大学五年制临床医学专业（全科方向）人才培养方案》显示，全科医学课程分类主要包括必修课、限选课和任选课三大类。学校将必修课、选修课以及课外实践环节共分为四大课程模块群，即人文素质教育模块、专业素质培养模块、专业素质课程模块、身心素质养成模块。学校对全科医学课程的重要性已有认知，并进行了较为合理的课程安排，受访学生中 75.9% 认为课时安排合理，根据学生评价来看，该学校学生对课程设置情况评价较好，全科医学课程的设置为 2.19 分、教学情况的满意度评分为 2.15。

对于该校专业教师的满意度来看，90.6% 的受访者表示希望教师有实践经验，说明该校的师资队伍建设需进一步加强专业教师的实践经验或者吸引具有临床经验的带教老师加入该课程的师资队伍。

（三）全科医学专业实践满意度良好，教学形式呈现多样化

X 大学 94.7% 的全科医学学生参加了学校安排的基层社区卫生服务机构的实习或见习，82.2% 的受调查学生表示实习或见习体验良好，既有理论授课又有实践体验，76.7% 学生表示实习或见习时间合理，80.2% 的学生希望实习或见习时间能控制在 1 ~ 4 周。

在教学实践形式方面，全科医学实践的方式包括见习 / 实习、角色扮演、案例分析 / 讨论、参观健康咨询、义诊等形式。其中，除了见习 / 实习外，健康咨询、义诊是该校全科医学专业实践中最受学生欢迎的教学方式，有多达 73.9% 的学生表示对这种教学形式表示认可，案例分析 / 讨论（65.0%）、角色扮演（32.2%），可见教学形式的多样化有利于提高学生的学习兴趣，提高教学满意度。

（四）全科医学规范化培训的规范性和制度性有待进一步提升

受调查学生对规范化培养的了解主要集中于课堂教学（69.0%）、与他人交流（68.3%）、网络等媒介（49.2%）、课外讲座（45.4%）等途径，如果必须参加规范化培养，94.7%的学生更倾向于本科毕业就参加。

在规范化培养相关政策的认知调查中，68.5%的学生表示"政策内容在某些地方模糊不清，仍需进一步完善"，希望能进一步细化，34.3%的学生认为"有详细政策指导，可操作性强"，41.1%的学生认为"只有宏观政策，可操作性不强"，可见该专业的学生对规范化培养了解较为深刻且有自己的判断但总体看来对政策是认可的，但规范化培训的规范性和制度性有待进一步提升。

全科医生目前面临着"福利待遇差"（53.6%）、"资源条件差"（48.2%）、"政策不完善，晋升困难"（47.5%）、"全科医生培养培养未成体系"（47.5%）等职业瓶颈，导致部分医学生毕业后并不想成为一名全科医生，国家在制定相关政策时能够在"获得与专科医生同等的工资福利""能够获得优先的晋升、培训机会""获得与专科医生同等的社会地位"等方面有进一步的政策倾斜，将会吸引更多医学生成为全科医生。

第三节 "3+2"还是"5+3"：我国全科医学人才培养模式的现实角逐

前面两节分别阐述了 Y 大学"3+2"人才培养模式和 X 大学"5+3"人才培养模式的培养效果和现状分析，以及两种培养模式的总体情况和基本效果。本节主要在前两节实证分析的基础上，围绕专业认知、课程设置、专业实践和规范化培训等培养模式中几个关键环节的培养效果逐一进行对比分析，明确"5+3"人才培养模式作为培养高层次全科医学人才的基本定向。

一、全科医学认知方面的比较

Y 大学全科医学认知量表 12 项各项平均分在 2.25 以下，总体较差，均分为 2.05，其中对"全科医学是一门专科"和"将全科医生作为职业的满意度"分别为 1.87 和 1.78；X 大学在认知量表上明显高于 Y 大学，12 项各项平均分在 2.25 以上，总体较好，均分为 2.51，其中对"全科医学是一门专科"和"将全科医生作为职业的满意度"分别为 2.89 和 2.81。相比之下，X 大学的全科医学专业学生对该专业的认知水平明显高于 Y 大学。

在就业认知方面，Y 大学全科医学专业中，实习／见习过的学生中有 62.8% 的学生表示毕业后"愿意从事全科医生"这个职业，84.5% 的学生"就业首选在基层"，且 58.1% 的学生表示全科医生"薪资水平≥期望"，对全科医生"职业发展乐观"占 87.7%；X 大学全科医学专业实习／见习过的学生中有 57.2% 表示毕业后"愿意从事全科医生"这一职业，85.8% 的学生"就业首选在基层"，且 65.4% 的学生表示全科医生"薪资水平≥期望"，对全科医生"职业发展乐观"占 89.8%。就业认知各维度的数据比例，X 大学的数据大多都高于 Y 大学（表 4-9）。

表 4-9　Y、X 两校全科医学专业认知情况比较

学校	量表平均分	全科医学是一门专科	将全科医生作为职业的满意度	愿意从事全科医生的比例	就业首选在基层的比例	薪资水平≥期望比例	职业发展乐观比例
Y 大学	2.05	1.87	1.78	62.8%	84.5%	58.1%	87.7%
X 大学	2.51	2.89	2.81	57.2%	85.8%	65.4%	89.8%

在全科医生的学历认知方面，因为受访的学生是基于两校不同的人才培养模式下接受的全科医学专业教育，所以数据的分析结果相差较大，但都符合受访学生接受的人才培养模式所设定的人才培养目标。接受 Y 大学"3+2"人才培养

模式的被调查学生中，69.4%的学生表示目前全科医生的学历层次为大专即可，但54.2%的受访学生认为全科医生的学历层次应该以本科起点，可见提高全科医生的学历门槛是全科医生未来的职业发展需求，培养高水平的全科医生也是全科医学教育的未来发展目标；接受"5+3"人才培养模式的X大学被调查学生中，93.4%的学生表示全科医生的学历层次必须本科以上，且76.6%学生认为全科医生的培养应以本科为起点，可见X大学全科医学专业的学生普遍认为全科医生和专科医生一样必须是高水平人才，应当实施与专业医生一样的同质化培养（表4-10）。

表4-10　Y、X两校全科医生学历认知情况比较

学校	学历要求		培养应为本科
	学历层次	比例	
Y大学	大专	69.4%	54.2%
X大学	本科	93.4%	76.6%

二、全科医学课程设置情况比较

Y大学全科医学课程分类主要包括必修课、选修课和特殊选修课三大类。其中，必修课分为六大课程群，即《思想道德修养与医德修养》《人文社科与行为科学》《自然科学》《生物医学基础》《预防医学与科研方法学》《临床医学课程》，以及《英语》《体育课程》。该校受访学生对全科医学"课程设置满意度"为1.85分、"教学满意度"为1.71，评分均较低，只有43.7%的被调查学生认为"学时合理"，可见教学效果并不乐观，全科医学课程设置有流于形式的可能，其内容无法引起学生的兴趣，给学生带来的收获不大。80.3%的受访者认为"希望教师有实践经验"，结合评分和其他问题，该校学生对全科医学课程满意度较低，原因可能在于目前该校全科医学的教师缺乏实践经验，空有理论授课，也是学生的

教学评价不高的原因之一。

　　X 大学全科医学课程分类主要包括必修课、限选课和任选课三大类。学校将必修课、选修课以及课外实践环节共分为四大课程模块群，即人文素质教育模块、专业素质培养模块、专业素质课程模块、身心素质养成模块。X 大学被调查学生中有 75.9% 的学生认为"学时合理"，对课程设置情况评价较好，全科医学"课程设置满意度"评分为 2.19 分、"教学满意度"评分为 2.15 分，90.6% 的受访者表示"希望教师有实践经验"，结合评分和其他问题，可见该校的师资队伍建设需进一步加强专业教师的实践经验，或者吸引具有基层实践经验的带教老师加入该课程的师资队伍（表 4-11）。

表 4-11　Y、X 两校全科医学课程设置情况比较

学校	课程设置		认为学时合理的比例	课程设置满意度评分	教学满意度评分	希望教师有实践经验
Y 大学	六大课程群	思想道德修养与医德修养	43.7%	1.85	1.71	80.3%
		人文社科与行为科学				
		自然科学				
		生物医学基础				
		预防医学与科研方法学				
		临床医学课程				
X 大学	四大课程模块群	人文素质教育模块	75.9%	2.19	2.15	90.6%
		专业素质培养模块				
		专业素质课程模块				
		身心素质养成模块				

三、全科医学专业实践情况比较

　　Y 大学有 92.3% 的全科医学专业的学生参加"实习或见习"，有 88.4% 的学

生"满意度较好及以上"，实习/见习体验良好，但35.6%的学生认为"实习/见习时间过长"，80.2%的学生希望"实习/见习时间能控制在1～4周"；全科医学实践教学的方式包括"见习/实习"、"角色扮演"、"案例分析/讨论"、"健康咨询、义诊"等形式，其中，除了见习/实习外，Y的学生更喜欢"案例分析、讨论"多达85.6%的学生表示喜爱这种教学方式，"角色扮演"模拟真实工作情景，也受到了76.1%学生的欢迎。

X大学有94.7%的全科医学学生参加基层社区卫生服务机构"实习或见习"，82.2%的学生"满意度较好及以上"，实习/见习体验良好；76.7%学生表示实习/见习时间符合期望，但有34.2%的学生希望实习/见习时间能控制在1～2周；全科医学实践教学的方式包括"见习/实习"、"角色扮演"、"案例分析/讨论"、"健康咨询、义诊"等形式，该校学生倾向于"健康咨询、义诊"，有多达73.9%的学生表示对这种教学实践认可，"案例分析/讨论"占了65.0%的比例。总体来说，教学形式的多样化有利于提高学生的学习兴趣，提高教学满意度（表4-12）。

表4-12 Y、X两校全科医学实践情况比较

学校	实习/见习比例	满意度较好及以上	实习/见习时间		建议实习/见习时间		实践教学形式			
							见习/实习	角色扮演	案例分析/讨论	健康咨询、义诊
Y大学	92.3%	88.4%	实习/见习时间过长	35.6%	1～4周	80.2%	79.6%	76.1%	85.6%	58.1%
X大学	94.7%	82.2%	实习/见习时间符合期望	76.7%	1～2周	34.2%	94.2%	32.2%	65.0%	73.9%

四、全科医学规范化培训情况比较

在全科医学的教育体系中，3 年的规范化培训是全科医学人才培养成效的重要阶段，直接关系人才培养目标的达成和全科医学人才的出口质量。Y 医学生对规范化培养的了解途径主要通过于"网络等媒介"（47.7%）、"见习／实习"（52.8%）、"课堂教学"（39.3%）和"课外讲座"（39.3%）等；如果必须参加全科医生规范化培养，Y 该专业被调查学生中 89.1% 会选择刚毕业就参加全科医师规范化培训；对于全科医生规范化培养相关政策的解读，47.7% 的受访者表示"政策内容在某些地方模糊不清，仍需进一步完善"，另有 34.0% 的人认为只有"宏观政策"，可见学生在认可相关政策的同时认为政策的明确性和落地性有待进一步提升；全科医学作为紧缺专业需要政府出台相应的政策保障和制度支持助力全科医生的培养，如现在全科医生面临着工资低、地位低、晋升难的现状，使得全科医生"下得去、留得住、用得上"成为难题。在 Y 大学，90.5% 的受访者希望"获得与专科医生同等的工资福利"、76.4% 的学生希望"能够获得优先的晋升、培训机会"、75.0% 的受访学生希望"获得与专科医生同等的社会地位"；对于部分学生"毕业后不想成为一名全科医生的原因"，该校被调查学生的主要原因集中于两点："无法得到较高层次的锻炼"（43.3%）、"全科医生培养未成体系"（43.7%）。

X 大学被调查学生中对规范化培养的了解途径主要集中于"课堂教学"（69.0%）、"与他人交谈"（68.3%）、"网络等媒介"（49.2%）、"课外讲座"（45.4%）等；如果必须参加全科医生规范化培养，94.7% 的学生认为刚毕业就需要参加全科医师规范化培训；对于全科医生规范化培养相关政策的理解，68.5% 的学生表示"政策内容在某些地方模糊不清，仍需进一步完善"，希望能进一步细化，41.1% 的学生认为"只有宏观政策，可操作性不强"。在政府制定全科医生的相关政策制度时，该校受访学生认为可以向"获得与专科医生同等的工资福利"（94.4%）、"能够获得优先的晋升、培训机会"（83.2%）、"获得与专科医生同等的社会地位"（90.4%）等三方面应有政策倾斜；对于"毕业后不想成为全科医生的原因"，该校学生认为主要原因在于"福利待遇差"（53.6%）、"资源条件差"（48.2%）、"政策不完善和晋升困难"（47.5%）、"培养未成体系"（47.5%）等（表4-13）。

表4-13　Y、X两校全科医学规范化培训情况比较

	Y 大学		X 大学	
规范化培养的了解途径	见习 / 实习	52.8%	课堂教学	69.0%
	网络等媒介	47.7%	与他人交谈	68.3%
	课堂教学	39.3%	网络等媒介	49.2%
	课外讲座	39.3%	课外讲座	45.4%
全科医生规范化培养的起始阶段	89.1%		94.7%	
"政策内容在某些地方模糊不清，仍需进一步完善"	47.7%		68.5%	
认为"只有宏观政策"的比例	34.0%		41.1%	
希望"获得与专科医生同等的工资福利"的比例	90.5%		94.4%	
希望"能够获得优先的晋升、培训机会"的比例	76.4%		83.2%	
希望"获得与专科医生同等的社会地位"的比例	75.0%		90.4%	
毕业后不想成为一名全科医生的原因	全科医生培养未成体系	43.7%	福利待遇差	53.6%
			资源条件差	48.2%
	无法得到较高层次的锻炼	43.3%	政策不完善和晋升困难	47.5%
			培养未成体系	47.5%

参考文献

[1] 线福华，路孝琴，吕兆丰.全科医生培养模式及其实施中相关问题的思考 [J]. 全科医学教育研究，2012，15（8）：1007-9572.

第五章

健康中国战略下全科医学教育体系的重构

通过前面几章对全科医学教育理论和全科医学教育实践的系统梳理，并且重点探讨了以"5+3"全科医学人才培养模式为代表的 X 大学和以"3+2"全科医学人才培养模式为代表的 Y 大学的人才培养效果，以对比分析的方式明确了新时期全科医学"5+3"人才培养模式的基本定向。本章将从"5+3"人才培养基本模式出发，从全科医学教育理念、顶层设计、改革实践和制度保障等层面入手，全方位、系统化重构全科医学教育体系。

第一节　健康中国战略下全科医学教育的理论思考

在党的十九大报告中，习近平总书记提出了健康中国的战略构想，将"人民健康"提升至民族昌盛和国家富强的重要标志之一，此乃"大健康"观的要义所在。大健康的时代关注人的全方位、全周期、全过程；重视疾病的预防、早诊、早治；强调关口的下移，关注基层、社区、农村。因此，在大健康的新时代背景下，全科医学教育需要从新的国家政策环境、健康卫生形势入手，重新思考全科医学教育的时代使命。

一、健康中国与全科医学教育的时代命题

当前，我国社会主要矛盾处在新变化中，人民在对美好生活向往的同时也对卫生事业新发展有了新期待，健康卫生环境在新形势中，医药卫生体制改革有了新任务。面对这个处在新的发展格局中的新时代，我国全科医疗卫生人才培养仍面临着一系列问题：全科医学教育供给与基层医疗卫生行业需求不适宜，全科医学人才培养体系需进一步完善；全科医学人才培养与社会需求脱节，全科医学人才培养效果和质量亟待提高；医疗资源分布结构性失衡，医学人才短缺与浪费并存等。虽然我国在全科医学人才培养方面任务艰巨，但从另一个视角看待这些问题也反映了我国全科医学教育的改革极具潜力。

健康中国战略、教育强国战略、创新型国家发展战略为全科医学教育提供了最好的历史机遇，全科医学教育迎来了发展的最佳契机。全科医学教育是国家卫生事业发展的重要组成部分，担负着培养基层医疗人才的重要任务，是实现建设健康中国这一重大战略目标不可或缺的力量，没有高质量的全科医学教育，健康中国建设就没有保障。但是，面对人民群众日益增长的健康需求，我国全科医学人才资源短缺的问题十分突出，《2019 中国卫生健康统计年鉴》数据显示，截至 2018 年底，我国注册为全科医学专业的人数为 156800 人，取得全科医生培训合格证的人数为 151940 人，也就是说，在我国真正具有全科医疗服务力的合格全科医生仅有 15.1 万人，根本无法满足我国广大基层人民的医疗需求。

除了数量短缺，我国全科医生培养制度也尚未健全。存在诸多发展不平衡不充分的问题，主要体现为 5 个方面：一是规模、层次不适应，全科医学招生以定向培养为主，总体规模偏小、层次偏低；二是结构不适应，区域间全科医学人才培养和教育发展水平差距较大，全科医学专业人才培养数量严重不足；三是岗位能力不适应，全科医学人才的知识结构、能力与素质结构同基层服务的岗位要求不匹配；四是条件保障不适应，支撑基层健康服务工作的政策机制、条件保障亟待完善；五是工作机制不适应，教改服务医改、医改支撑教改的协同机制有待加强。

人才数量的短缺、制度的不完善、发展的不充分直接导致了人们对"全科医生"存在诸多的不信任。世界家庭医生组织（WONCA）以"为每一个寻找医疗保健的人提供综合性医疗保健的专业服务"来定义全科医生。国外的全科医生（General Practitioner）职业地位屹立于金字塔"塔尖"，且医生中有30% ~ 60%为全科医生，他们既可以独立执业，也可以多点执业，还可以同时在多家医疗机构工作，因此国外全科医生的工资收入与社会地位都较高。而在中国，传统意义上的全科医生普遍被老百姓看作学历低、职称低、知识结构老化、临床实践能力不足的代名词，是得不到老百姓认可的职业。在这样的职业认知与机制管理下，中国基层医院亏损严重，社区医护人员收入得不到保证，导致医药分家、以药养医等行业失范问题产生，直接造成中国老百姓"看病难、看病贵"的社会现实。当前，要缓解全科医生的职业困境，必须加强对全科医学的全面认知，重视对全科医学人才的精心培养，回归源头，保证高水平高质量的人才选拔，把好全科医学教育的"入口"和"出口"关，精挑细选、精心培育，使全科医学人才"招得好""质量高"。

二、新时代全科医学教育理念的重构

在"大健康""大卫生"这个全新的时代背景下，全科医学教育改革需要着力解决"五个点"的问题，即出发点、参照点、突破点、着力点和落脚点，具体来说就是要解决五个方面的问题，即全科医学教育的本质（即培养目标）、岗位胜任力的标准、教改与医改的协同、全科医生队伍的稳定以及全科医学的终生教育体系。

全科医学教育思想的形成和落实，究其根本也是这五个问题的解决过程，在过程中需要将"大健康"理念投射到全科医学教育改革实践中，具体来说需要深入实践四个层面："以人为中心"重塑教育理念、以"岗位胜任力"为导向深化教育教学改革、以增强"实践能力与创新意识"为重点推进高水平的卓越医生培养、以"为群众提供全方位全周期健康服务"为教育目的的综合素质提升（图5-1）。

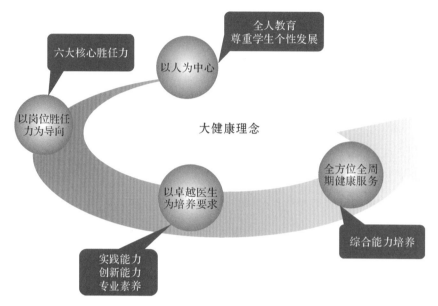

图 5-1　全科医学教育新理念模型

（一）"以人为中心"重塑全科医学教育理念

　　基于全科医学教育的特点，全科医学人才培养需要全新的培养理念。在传统生物医学模式的主导下，"以疾病为中心"的教育理念被广泛应用到医学生的培养中，强调了学科的专业性，注重学科知识的传递和诊疗技能的训练，失落了医学的人文情怀，忽略了对人的关注，教育功利化的倾向愈发明显。全科医学人才培养的学科特质体现"以人为中心"，并贯穿于整个培养过程，不仅有助于学生树立"以人为中心"的职业理念，还有利于从"整体观"的医学视角，综合利用医学、社会学、行为学等多学科知识，培养全科医生从全局性诊断"人"的问题，进一步全面解决疾病问题。"以人为中心"，是医学的人文社会属性进一步强化的需求，医学教育上升到人文教育的高度，最终是要落脚到正确地认识人、尊重生命的价值，人文教育是医学教育的核心[1]。医学起源于热爱生命、发迹于同情生命、成熟于敬畏生命，在医学实践活动中与人文紧密交织、融会贯通。对人生命的关爱是医学存在的前提条件，正如《希波克拉底文集》中所说"哪有人类之爱，哪儿就有医学之爱"，以简单温暖的言语阐释了医学人性先于理性、人性高于工具的真谛，因此，"医学不仅需要知识的纠错与提升机制，还需要有道德的净化与提升机制" [2]。总之，医学教育必须先是人的生命教育，才能是知识的应用教育，也只有在尊重生命、完整人格的基础上，生命的潜能才能得到自由、充分、全面、持续的发展。

在医学生培养过程中，人文精神的培养作为未来职业精神的重要构成要素应当放在与专业知识和技能训练同等重要的地位。医学人才培养的全过程需要贯穿人文教育，在培养过程中要"以人为中心"，把学生培养成知识、能力、责任、情怀兼具并综合发展的"全人"，医学教育从知识授受移位至"全人"教育，以创新教学方法和实践活动代替过去灌输式的教育方式，消除专业教育与素质教育至今的鸿沟，不断强化人际交流和团队协作等素质的培养和批判性的思维教育，培养学生自主学习、终身学习的可持续发展能力（图5-2）。

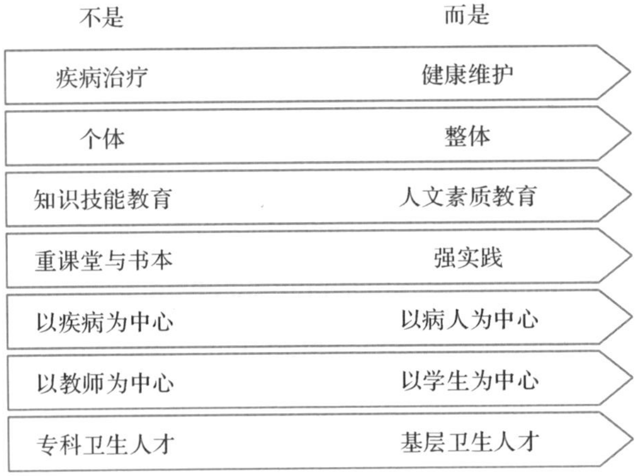

不是	而是
疾病治疗	健康维护
个体	整体
知识技能教育	人文素质教育
重课堂与书本	强实践
以疾病为中心	以病人为中心
以教师为中心	以学生为中心
专科卫生人才	基层卫生人才

图 5-2　全科医学教育新定位

（二）"以岗位胜任力"为导向深化全科医学教育改革

"以岗位胜任力为导向"的全科医学教育改革是对全科医学人才质量标准的重估，美国毕业后教育认证委员会从对患者的照顾、医学知识的吸收、基于实践的学习和改进、人际沟通的能力、职业精神和素质的培养、基于系统的实践这几个方面，来定义"医学岗位胜任力"[3]。以上能力的获得要求住院医生从岗位职能出发，更好地认识和理解岗位的需求，从而运用或更新自身知识、技能以达到和岗位职能要求相匹配，并不断精进和发展自身能力，实现岗位能力的可持续性[4]。美国布朗大学医学院通过医学教育 MD2000 项目，率先尝试了以胜任力为导向的医学教育模式，并提出了岗位胜任力的 9 大指标，成为以胜任力为导向的医学教育改革先锋。2002 年 4 月，国际医学教育组织（Institude for International Medical Education，IME）统一制定了全球医学教育的基本要求，并就培养质量提出了职业价值、态度、行为和伦理、医学基础知识、交流与沟通技能、临床技能、群体健康和卫生系统、信息管理、批判性思维和研究等七大领域医学毕业生应具备的核心能力，并且细化了能够反映核心能力标准的 60 条详细的指标。2010 年，美国明尼苏达大学医学院结合教育实践设计胜任力的框架，包括 7 大核心元素：医学基础知识、临床和医护技能、职业精神和素养、科学探究、人际沟通、卫生医疗服务力、反思性实践能力。2012 年，世界医学教育联合会（WFME）颁布《本科医学教育全球标准》（修订版），明确岗位胜任力的要义是住院医师应具备良好职业素养和该学科基本能力，处理疾病、增进患者健康、提高医疗服务质量，同时不断学习研究所选领域，增强自身可持续学习和发展能力。

基于以上"岗位胜任力"内涵的梳理，本书认为"以岗位胜任力为导向"是全科医学教育改革的目标和方向，具体的内涵条件是要求在个人层面不仅具有专业的医学知识、一定的实践能力、学习能力和创新能力、还要求在患者层面具有为患者和人群服务的责任感、沟通、关怀和管理能力等[5]。"医学"概念在2016 年全国健康大会以后上升为"健康"的概念，全科医学教育就更加凸显其"全科"的特性，其学科内涵需要植入新的话语体系，教育理念、服务内涵、评价标准等核心范畴需要重新厘定：全科教育理念上升为大健康理念；全科教育的服务内涵被重新划分，医务领域的责任被拓展为全民健康领域的责任，责任区间也被进一步强化；全科教育的教育质量评价标准也需要从传统医学诊疗水平的一般技术性水平不断移位至与全科医生岗位职责的"岗位胜任力"的评价标准。为维护全民健康提供基础性保障匹配。

（三）以增强"实践能力与创新意识"为重点推进高水平的卓越医生培养

以增强"创新意识与实践能力，提高专业素养"为培养重点源自当前全科医学人才培养的薄弱环节——即医学生的整体创新意识不强、实践能力较弱、专业素养不足而提出的改革思路，此乃是培养高水平卓越医生改革的着力点。激发学生的学习兴趣是增强创新意识和实践能力的关键所在，要想将学生被动学习的疲软状态转变成自主学习的能动状态，则需要学生和教师两个维度相互嵌入，协同促进。就学生层面来说，要想激发其学习兴趣和自主学习的能动性，就要帮助学生构建将外部的知识输送内化为自身主动探究未知领域的动能，改革的实施路径即通过培养学生的批判性思维、交流沟通能力、团队合作能力、创新创业能力、岗位胜任力以及社会责任感等核心能力和价值观的塑造，时刻以"卓越医学人才"作为自我培养的指针，将他律转变为自律，将学习的被动转变为探究的主动，以此来增强自己的创新意识与实践能力，提高专业素养。从教师层面来说，教师自身要认识到启发和引导的重要性。教师要通过多种途径塑造自己的岗位胜任力，以为人师表的高度责任感和教学热情，肯定学生、欣赏学生、启发学生，通过师生互动，促进学生自主学习。此外，教师可以不断构建一个与现代教育规律相符合、满足学生个性化发展诉求和专业培养目标相一致的"混合式"教育模式，打造启发式、互动式的教育模式，案例教学、团队学习、体验式学习以及网络自主学习相结合的多形式教学方式。全科医学教育需要以未来职业的需求为建设空间，突破已有教育教学的短板，以全科医学知识结构变革为前提，对课程设置进行进一步的优化，不断拓展专业范围，从而实现全科医学教育改革在"知识—学科—专业—岗位"四大模块中的系统性和一致性，在实现对医生的高质量培养过程中不断改革教学模式和教学方法。

（四）以"为群众提供全方位全周期健康服务"为目的的综合素质提升

"为群众提供全方位全周期健康服务"的教育目的，是以人为中心、以岗位胜任力为导向、以高水平卓越医生为标准的"大健康"教育理念的落脚点，即所有的教育改革的最终目标都是根据服务对象的服务需求来决定的，这就要求全科医生的培养需要以综合能力的培养为落脚点。"为群众提供全方位全周期健康服务"的全科医学强调人的"整体观"，是以整体论、系统论等社会科学理论为理论基础，其认知模式强调以"人"为关注中心，健康是"人"的整体状况的一种表现形式，是人体各部分健康状况的综合表现。而"以人为本"则是将"以人为中心"的医学思想实践于医学教育领域的教育指南，要做到以人为本的医疗服务就必须强调医学生综合能力的培养，这里的综合能力的培养主要是指医学生的服务能力、协调沟通能力和管理能力的训练。

首先，服务能力是进行服务活动的前提，全科医生不仅要有疾病控制能力，更要有以服务患者为己任的服务精神，因此，这里的服务能力更多地指的是一种情怀和奉献，一种责任和担当，一种医学精神的回归，它体现在"大医精诚、医者仁心"的高尚医德医风，体现在以患者的利益为最高的利益，体现在为社区和基层人民提供优质、专业、有效的医疗保健服务，体现在以医德教育为灵魂、以素质教育为主线的全科医学教育实践。

其次，良好的沟通协调能力是做好一切服务活动的前提，有效协调沟通才能够提高服务力，尤其在与患者进行沟通时，"有效"才是前提，有了有效的沟通，把脉才能精准，病因才能找准，疾病控制才能达到目的。而要做到有效沟通，不仅需要具备丰富的专业知识、过硬的临床技能，更需要给予患者更多的理解和耐心，"共情"是一切有效沟通的先决条件。

最后，管理能力是全科医学人才所必备的能力，因此基层全科医生的执业方式是团队执业，若想充分发挥团队的效能，除了具有团队合作意识外，高水平的管理能力也是聚合团队效能的重要因素，此外，全科医生还要参与基层社区卫生工作和国家健康政策的解读与宣传，以及应对社会对全科医生的多样化需求，因此，在全科医学人才培养的过程中应该加强管理能力的培养，管理能力也是综合能力体现的一个重要方面。

卓越医生需要具有"大健康"观念的高水平、高质量、自我成长的医学人才来承担，更需要有全面的综合素质和可持续发展潜力的优质医师来保障。因此，在四大层面的教育实践中，"以人为中心"的教育理念是全科医学人才培养的核心理念、"岗位胜任力"是全科医学人才培养的质量标准，"创新意识与实践能力"是全科医学人才培养的重要潜能、"健康服务力"是全科医学人才成长的弹性指标，这四个教育层面相互嵌入，融通融合，共同架构起全科医学人才培养的新苍穹。

第二节　全科医学人才培养的顶层设计

在全科医学的人才培养上，首先要明确全科医学人才的战略定位，根据培养"知识结构全面、专业技术能力强和具有人文关怀的全科医学人才"的目标构建顶层设计，需要设立以培养卓越医生为导向，按照"扎实临床、服务基层"的课程理念，构建以全科医学"岗位胜任力"为标准、"系统整合式"课程体系和"体系化、标准化"临床技能培训的培养框架，按照整体规划、分步实施、试点先行、以点带面、全面展开的实施路径，重构具有中国特色的全科医学人才培养体系。

一、全科医学人才的战略定位

健康不仅是促进人全面发展的必然要求，同时也是经济社会发展的基础条件。全科医生是国民健康的"守门人"，始终秉持"健康所系，性命所托"的理念，把守着维护人民健康的"第一道关口"的重要使命。在党的十九大报告中，习近平同志明确指出健康中国战略的实施要树立"大卫生""大健康"的观念，不断关注人民健康的生命周期，关注人民健康全过程，建立并完善"守门人"制度，把全科医学人才的培养提高到战略的高度，因此，全科医学人才的战略地位要从国家的战略布局出发来明确：即国民健康的"服务者"和国家医疗保健体系的"守门人"。

（一）国民健康的"服务者"

《韦氏新国际字典》（*Webster's New International Dictionary*）在界定"职业"一词时，把传统意义上的"职业"仅限于"神学、法律和医学等三个高深学问的职业"[6]。基于人与环境关系的视角，医学首先被定义为"为他人提供健康服务"的一种实践性职业，这是医学最基本的职能属性。因此，全科医学作为医学的一个具体的实践领域，在基本属性上，与"健康"和"服务"两大元素有关，即在健康中扮演倡导者、规范者和维护者的角色，在服务中扮演关怀者、被信任者和沟通者的角色，这即是全科医学人才的第一职能定位——国民健康的"服务者"。全科医学人才的服务功能主要从服务理念、服务场域、服务关系以及服务内容等服务要素体现。

1. 全科医生实施以"人"为中心的服务理念

"以人为中心地照顾"（person centered care）是全科医疗的基本理念，内涵上要求医学的目光聚焦于"人"而不是仅仅是"病"，要求把患者看作是有感情、有思想、有理解力的复杂生命体，而不是疾病的载体，在进行医学实践时不仅只考虑呈现在某个器官组织上的病症，还需要对患者的生理、心理、社会因素的影响以及患者的健康需求进行全面的考虑，既要对疾病进行控制，同时也要求对身体与心理健康的"全人照顾"不断进行维护并促进发展。全科医生在实施"以人为中心的照顾"时，要求必须以尊重患者、照顾患者和服务患者的理念为前提条件，并以此规范自己的态度、行为和服务方式。基于生物——心理——社会的医学模式，全科医学将关注中心从"病"转变为"人"，无论其服务对象是否有生物医学上的疾病或不适，或是处于生命过程的何种阶段，皆实施具有医学科学性的医疗实践，同时糅合心理学、社会学、人类学等人文学科的人文性，还进一步兼顾了服务对象的身心感受，充分彰显了全科医学的艺术性。

2. 全科医生实施的服务场域以家庭为单位、以社区为基础

全科医生的服务场域包括家庭和社区两大空间：家庭是全科医生工作的重要场所，社区是全科医生服务的区域范围。

（1）全科医生对家庭的照顾

家庭是人类社会的最基本的组织结构，是个人的归属和重要的支持体系，也是全科医生的重要资源，全科医生对家庭的照顾主要是对家庭中每一个个体的健康状况的照顾，包括生物学意义上的疾病、社会化、环境和情感反应等情绪上的不适。个人和家庭成员之间共同生活在一个物理空间内，彼此之间的关系对于个人的健康状况存在着相互作用、相互影响，因此，全科医生对某个家庭成员的照顾往往是通过对家庭整体背景的了解作为途径来了解患者的病因及发展因素，背景信息越清晰，诊断就会越精准，患者的就医、遵医行为就越配合。以家庭为照顾单位是全科医疗服务的特征之一，是全科医疗有序开展的基础，充分体现了基本医疗卫生服务的方便性、公平性与可及性。

（2）全科医生实施以社区为基础的照顾

全科医疗是立足于社区的基层卫生服务，社区是全科医疗服务的区域范围，以社区为基础的照顾要求全科医生对社区三个层面的信息熟练掌握：一是要了解和熟悉社区的范畴，包括社区的地理位置、自然经济资源、社区文化背景、社会生活环境以及社区的人员构成等；二是要找准社区的主要健康问题，社区人群对健康的需求，以及基于社区软环境的大背景去把握个体的健康问题，关注由个体健康所投射出的群体健康问题，对群体健康问题要有足够的敏感性，注重个体和群体健康照顾相结合的原则；三是要充分发挥和调动社区的一切积极性因素，统筹协调各类社区资源，实施社区卫生健康干预。

3. 全科医生实施的服务关系是以"和谐稳定"作为关系规制

自古以来，人类社会一直强调和谐的医患关系，无论是古希腊的《希波克拉底誓言》还是现代的《日内瓦宣言》，都强调医生的医德塑造和规范行为以利于构建和维护医患关系，进而促进人类的进步。然而，医学领域中科学技术主义的盛行，先进医疗设备在疾病控制过程中效用比重日益增加，医患关系逐渐呈现冷淡与对立的趋势。但是医学的重要特性之一就是它所呈现的服务性，尤其是全科医学的学科性质，立足基层，全科医生将提供优质服务作为基本准则是服务社区的特性，不断建立并维护和谐稳定、长期良好的医患关系有利于全科医生吸引并留住服务人群。加强医患沟通是建立和谐医患关系的基础，但前期是需要足够的时间、精力、耐心和"爱"的投入，缺少相关因素的投入会导致沟通无效。因此，根据全科医疗的性质和特征，全科医生需要有条件的、有时间的、有义务地与相关服务人群建立起良好的人际关系，全科医生还需要对医患关系的重要性有充分的认识，并采取实际行动与患者建立朋友般的和谐医患关系。

4. 全科医生实施的服务内容是以预防为导向的综合性照顾

以预防为导向的综合性照顾包含两个关键要素：一是以预防为导向；二是综合性照顾。

以预防为导向来说，主要是对服务对象的整体健康进行预防服务，预防服务依据健康的不同层级分为三个等级，首先是一级预防，又称为病因预防，即"无病预防"，主要包括健康促进、健康教育；其次是二级预防，又称为临床前期预防，主要包括早查、早诊和早治，将疾病控制在萌芽状态，防止疾病进一步朝不良方向发展，尽量避免并减少并发症；最后是三级预防，又称为临床期预防，主要包括了防治残障，减少后遗症、合并症，并提供康复与善终服务，同时最大限度地改善生命的质量等。

综合性照顾来说，主要从三个维度予以体现：一是个体的维度，全科医疗提供个体不同年龄阶段、不同性别、不同健康状况以及不同疾病类型的照顾；二是服务内容的维度，其内容涉及预防、医学、康复、心理、行为、社会等多个领域，需要多学科协作分担进行；三是视角的维度，全科医生对服务对象的照顾不仅要从生物躯体（生理）的视角，也要从心理、社会、文化等不同维度的视角去考虑影响健康的因素以及解决对策，以"立体化""全方位"作为医疗规制来体现全科的综合性。

（二）国家医疗保健体系的"守门人"

全科医生之所以成为医疗保健体系的守门人，主要是由其所体现的功能进行定位的：第一，全科医生面向基层，是为居民提供所需要的基本医疗卫生保健的第一医生，将所负责社区的大多数居民的健康问题解决在社区，将少数需要专科诊疗的病患进行转诊，因此，又叫作"首诊医生"；第二，全科医生需要向医疗保险系统登记注册，并以公平公正、成本／效益的原则从事医疗保健活动，依据相关规章制度与保险系统共同办好基本医疗保险，因此，又称为医疗保健体系的"门户"。

在欧美等发达国家，全科医生作为本国医疗保健体系"守门人"的功能体现得甚为完全。欧美国家已基本实行了全科医生首诊制，这些国家的家庭医生签约服务的家庭成员患病，必须先到自己签约的家庭医师就诊，由家庭医生出具转诊证明才可去专科医院就医。同时，作为国家初级卫生保健服务的守门人，欧美国家的家庭医生们还有控制患者诊疗费用的职责。我国引入"全科医学"作为现代国家医疗保障服务的基础工程是近20年的事情，我国通过顶层设计，制定新医改方案、出台《关于建立全科医生制度指导意见》等一系列文件努力推动我国医药卫生体制迈入这一先进行列。在国家正确的指导方针引领下，地方各级政府因地制宜实施各种措施出台各类办法贯彻落实文件精神，在较短的时间内，我国的基层医疗卫生体系和全科医生制度建设取得了初步进展，主要做法是：政府与全科医师签约以年为单位，全科医生则根据每年签约人数收取服务费，而签约服务则由医疗保险基金、政府公共卫生服务经费和签约居民自付费三方共同承担，基层医疗卫生机构的运行成本则是通过"服务收费和政府补助补偿"[7]等途径进行维持。

二、全科医学人才培养的目标与规格

人才培养的目标是由特定的行业领域和特定的社会需求决定的，也依据培养对象的不同而变化，是人才培养性质和方向的根本所在。由于全科医学的专门化与独特性，根据其知识面广的行业要求和综合性强的社会需求，其人才培养的目标定位于以岗位胜任力为导向，培养知识结构全面、专业技术能力强且具有人文关怀的全科医学人才。

（一）全科医学人才培养目标——具有"岗位胜任力"的全科医学人才

人类健康在进入 21 世纪后面临诸多新挑战。世界卫生组织在《迎接 21 世纪挑战报告》中指出，21 世纪的医学发展趋势逐渐以"预防疾病与损伤，维持和提高健康水平"替代了"以治病为目的的对高科技的无限追求"[8]。医学是自然科学和人文科学的统一体。全科医学的构成元素，随着"大健康"理念的深入人心，逐渐扩展至包含基础、临床、预防以及行为医学、医学人文等诸多学科互证的独特又完整的知识系统。

基层全科医生的职业特性使得"非智力因素"在基层医疗卫生保健服务的效用日益明显，全科医生的职业素养、沟通交流能力、团队合作精神和社会责任意识等人文元素的行为体现越来越成为全科医生职业能力的考量标准。因此，全科医学人才培养需要以"岗位胜任力"为目标导向重新设定人才培养规格、构建人才培养框架、改革人才培养方案，聚焦全科医学岗位所需的综合性知识、技能以及将这些知识应用在岗位中的能力。

未来，全科医学人才在"岗位胜任力"方面需要具备八项质量指标：临床技能与全科医疗服务、价值观与职业素养、疾病预防与健康促进、人际沟通能力、信息与管理能力、终身学习能力、团队合作与科学研究能力。在全科医学人才八项指标的基础上，进一步对全科医学人才标准进行分类与设置，从而确立全科医学岗位胜任力的核心要素。从全科医学的职业定位来看，"全科"意指"综合性高"，全科医生是集诊疗、保健、预防、康复与健康管理于一体的居民健康"守门人"。这一特殊定位要求全科医学教育首先要建立"面向基层、面向大众"的价值内核，以"促进居民健康"为目的，做好民众健康的"守门人"。同时，还要根据全科医学岗位要求及基层群众健康需要，具备四种岗位技能和三种职业能力。四种岗位技能包括基本的临床技能、人际沟通与心理疏导技能、疾病预防保健技能以及健康信息管理技能；三种职业能力即团队合作能力、医疗服务创新与研究能力、可持续发展能力（图 5-3）。一个核心价值素养、三种职业发展能力、四种执业技能构成全科医生职业的八大核心要素，每一级要素由一级二级三级指标构成。

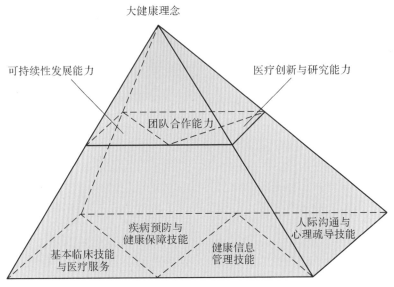

图 5-3　全科医生岗位胜任力模型

在全科医生岗位胜任力模型的最顶端，是建立以"大健康"为理念全科医学教育核心价值观。"大健康"是对人生命整体的重新思考，关注的是人全生命周期的发展过程，为全科医学演绎"全方位"的健康服务理念与建构行业基准提供了理论框架，为形成规划全局、贯穿全程、惠及全民的基层医疗卫生产业健康治理新格局奠定基础。全科医学在核心价值观的层面需要摆脱以往仅以"为人民解除病痛"的这一职责，将"关注人的全面健康"作为全科医学内核的价值导向，同时将预防、诊疗、维护人民健康权益作为全科医学职业最为核心的组成部分，促进真正"大健康"职业理念的树立，搭建一个能够维护全民健康、关注生命质量的基层健康服务平台。

模型的中间层，是"大健康"核心价值理念指引下，全科医生应当具备的三大职业素质和能力：团队合作的能力、医疗服务创新与研究能力、可持续性发展能力等。

团队合作能力：全科医生并不是全能医生，其个人力量是有限的。"医学之父"希波克拉底（Hippocrates）曾说过："人生短暂，学海无涯。时光飞逝，经验谬误，决定艰难。医生不仅仅要准备好独立工作，还应该与患者、助手和外界合作。"[9] 团队合作能力已成为医生所具备的必不可少的能力之一。全科医生的工作模式一般是以团队合作的形式与他人协调配合完成健康服务的全过程。在具体的全科医疗实践中，一般由门诊团队、社区工作团队和医疗—社会团队三支队伍共同完成健康任务，团队的主要构成成员包括社区护士、康复医师、营养医师、心理医师、口腔医师、其他专科（如外科、骨科、儿科、五官科等）医师、接待员、社会工作者、护工人员等，在与全科医生共同协作工作的同时，维护并促进居民的健康状况和生命质量。其中门诊团队主要由全科医师、护士、接待员等组成，还包括其他的一些科室工作人员，如口腔医师、营养医师、心理医师等，同时居民就诊的基本医疗服务主要由门诊成员承担；社区工作团队由全科医生、社区护士、保健访视员等组成，主要承担相关的协调工作，如与保险公司进行联系等。而在团队中，全科医生处于核心位置，社区护士则负责担任全科医生的主要助手（图 5-4）。因此，全科医生必须具备团队合作的能力，将团队所有成员团结起来发挥最大的能量。

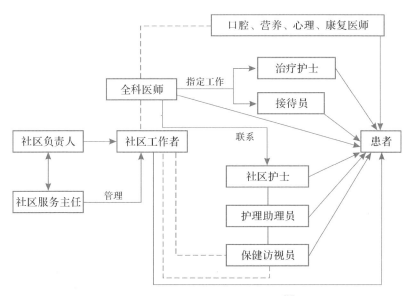

图 5-4　全科医疗团队工作模式图 [15]

医疗创新与研究能力：医疗创新与研究是一切医学科学研究活动的直接目标和医学科学进步的主要标志，它指的是在疾病预防、诊断和控制过程中创造出新的物质产品、技术手段和方法 [10]。具备医疗创新与研究能力是医务人员走在科学技术前沿，掌握最新医学技术，精确把握人类疾病和健康规律的基本专业素质之一，不具备这种专业素养，就无法推动医学的进步。如维萨里创新性地提出了对尸体进行解剖，并在详细的观察研究后于 1543 年发表了《人体之结构》一书，奠定了人体解剖学的基础；哈维在 17 世纪通过对各种动物进行反复的研究实验发现血液在一个封闭的管道系统内不断循环，后于 1628 年发表《论动物心脏与血液运动的解剖学研究》，奠定了近代生理学的基础，这些创新研究与发现都极大的推动了医学科学的进步，是医学史上的里程碑。基于此可知，作为全科医生也应具备医疗创新与研究能力才能不断更新医学知识，掌握医学动态，把握疾病规律及其发展变化的趋势，推动医学的进步和自身服务力的提高。

可持续性专业成长能力：全科医生需要处理各科常见病。因此，作为首诊医生应当具备医学专业能力，如及时鉴别患者的病症，重症患者进行必要的处理和转诊，在日常工作中实施预防、治疗、保健、康复一体化的高综合性医疗工作等，由于疾病的动态变化性，人类环境、社会文化的动态发展性以及科学技术的不断进步，所有外部因素的不稳定性要求全科医生应深入学习医疗知识，拓宽知识广度、挖掘深度，掌握不断更新的医疗技术。全科医生实施的是综合性的医疗服务工作，工作性质决定了其可持续专业成长能力除了医学专业相关的知识和技能外还需要有较强的医疗管理能力、全心全意为人民服务的理想信念、应对各种各样的困境和挑战的坚强意志、不断的自我完善与发展的能力。

模型的底层是全科医生必备的岗位技能，包含基本的临床技能、疾病预防与健康保健技能、人际沟通与心理疏导技能、健康信息管理技能。

首先，基本的临床技能以及由此转化的医疗服务能力体现的是全科医生作为专科医生的技能标准——全科并不意味着专业技术能力比专科医生差，而是体现了知识结构"全"、综合性"高"的专业特点。因此全科医生的临床能力应该"过硬"，这是全科人才培养的重点。

其次，全科医生的服务对象是"基层群众"，这就要求他们除了具备临床能力之外，还需要有疾病预防与健康保健的知识和技能。由于全科医生的工作地点主要在家庭、社区等基层单元，就需要他们更多地宣传、普及、推广一些健康理念、疾病防治与控制概念，以减少疾病的发生或将疾病控制在早期状态。从这个意义上说，临床诊疗与疾病防控是全科医生的两大基本职能，只有真正行使好这两大职能，全科医生才真正称得上居民健康的"守门人"。

再次，是人际沟通与心理疏导技能。全科医生有一个重要特点，就是需要善于与患者沟通、与患者打交道，能够体现对普通患者的人文关怀。全科医生就是老百姓身边的医生，为附近居民提供长期、持续的照料是全科医生的基本工作责任。为此，全科医生相比于专科医生，更需要具有高超的交往能力。因为很多影响健康的因素是可以通过理念输送、习惯养成、保健宣传、心理疏导等人与人之间的交流和潜移默化的影响来化解的。

最后，全科医生还有一个重要的角色，他是居民的"健康管理者"与"健康数据库"。因此，全科医生还需要具有健康信息管理技能，需要对他所承担的每一户家庭建立清晰的个人健康档案、既往病史和生活习惯，能够为居民提供更方便和快捷的健康服务。

模型轨迹由上及下，由核心内隐至具象外显，由主体真相至客体物化，呈现的是成为一个全面立体的全科医生所需具备的认知、能力和素养。以"岗位胜任力"为导向的全科医学人才培养目标是我国新时代对全科医学教育的期许和图景，并以此来构制全科医学人才的规格尺度。

（二）全科医学人才培养的规格：宽基础、强专业、善沟通、高质量

人才培养的规格是人才培养目标的具体化，人才培养规格越明确具体，人才培养的方向就越能沿着正确的轨道前进。全科医学人才培养的规格要以适应岗位为前提、满足需求为基点、提高能力为根本。因此，全科医学人才培养规格就是：宽基础、强专业、善沟通、高质量。

1. 全科医学内容的广泛性决定了全科医生基础知识的宽泛性

（1）全科医学的知识范畴宽泛

全科医学所涵括的知识内容广泛，不仅包括内、外、妇、儿、康复等专科领域的医学专业知识，还要求掌握心理、社会等人文社科的基本常识。全科医生作为全科医学的主要实践者，是适应医学服务模式转变的新型医生，其服务对象也决定了岗位内容的广泛性，全科医生需要面对社区各类人群（不论其性别、年龄、阶层、工种）、各类疾病（生物、心理及社会方面问题）等不仅能够提供连续性、可及性、方便性和综合性的医疗保健服务，同时在必要时也会适度地利用社区资源、专科会诊和转诊，为个人及家庭提供协调性的医疗保健服务[11]。全科医生面向社区居民时，要做到正确并适宜地处理社区居民的常见病、慢性病、多发病等具体疾病问题，还要能够关注社区的主要健康问题并对其实行有效的社区干预，进行健康教育和健康常识的宣传，提升社区整体的健康软环境质量，改变不利于居民健康的不良行为和生活习惯。上述全科医生岗位功能的发挥，也决定了该学科知识的广泛性。

（2）全科医疗是公共卫生服务网络中的基础单元

高水平的全科医生是高质量的初级卫生保健的最佳提供者，是健康保健体系的最佳守门人[12]。实现世界卫生组织提出的"人人享有卫生保健"这一全球卫生战略目标的关键在于初级卫生保健的公平实施，此外，当下发生的多起由于就医秩序失范而导致的杀医、伤医等恶性事件的发生也证明：必须对以综合性医院为中心、以专科医生为主体，疾病控制与疾病预防、公共卫生相脱节的医疗服务进行全方位的改革。要完善基层医疗的基础性功能，充分发挥全科医疗在公共卫生网络单元中的网底功能，充分发挥初级卫生保健的功能，在为患者提供基本医疗服务的同时，协调利用其他医疗资源、社区资源以及各种社会力量，促进区域内的公共卫生服务和居民的健康，同时，全科医生通过科学的管理方法和手段控制居民卫生费用，起到了提供医疗保健和控制医疗成本的双重"守门人"的作用。

2. 全科医学专业化的培养方向决定了全科医生需具备过硬的专业技能

全科医生与内科、外科医生一样，全科并不意味着知识能力水平比专科差，而是知识结构不同。全科医生过硬的专业技能主要体现在两个层面：专业化的培养方向和过硬的临床技能。

（1）全科医学专业化的培养方向

全科医学的专业化发展具体到人才培养改革中，已在政策支撑、师资队伍、体制机制和环境建设等四个层面进行深入实践。首先，在政策支撑层面，确立了加快发展全科医学等紧缺专业的战略。《国务院办公厅关于改革完善全科医生培养与使用激励机制的意见》（国办发〔2018〕3 号）中明确了招生计划向全科医学倾斜的政策支持，为全科医学专业化发展提供了良好的政策环境；其次，在师资队伍层面，鼓励医学院校建立全科医学系，由专门的组织机构有效整合教学资源，建立一支专职的全科医学师资队伍，成为全科医学人才培养的保障性力量；第三，在体制机制层面，我国正在逐步建立统一规范的全科医生培养制度，在完善全科医生的业务学习和技能培训的同时构建系统性、贯通性、规范性的管理使用机制；第四，加强全科医学发展的基础环境建设，加大教育、科研经费投入，完善实验室、临床培训基地等硬件环境建设，培养科研和实践能力过硬、综合素质较高、满足社会发展需求的全科医学人才。

（2）全科医生需要具备过硬的临床技能

长期以来，我国全科医学教育一直采用的是三阶段的教学模式，即基础课程学习、临床课程学习和见/实习三个阶段，三阶段的教学模式虽然可以在不同阶段聚焦于不同学习重点进行集中学习，但学习内容的阶段性割裂造成医学生在理论与临床相结合、临床思维和实际工作能力形结合等方面存在很大弊端。

这种弊端主要体现在两个脱节。首先，基础医学理论学习与临床实践脱节。学生要在1～2年内的时间学习所有的基础医学理论课程，教学内容集中、负担过重。在此阶段的教学形式基本上是课堂教学，学习内容是抽象的理论知识，较少接触临床实际工作，造成理论学习与临床实践脱节，影响了实践操作能力。其次，临床思维和实际工作能力脱节。全科医学由于学科的特殊性，要求对全科医生的人文素养进行实践和训练，由于目前的学习阶段的划分使得社会人文科学教育主要限制在医预阶段，人文素养和技能的培养往往集中于低年级阶段，多集中于理论授受，医学人文思维的临床应用无法及时开展，减少医学生在诊治患者时所能感知到的社会人文科学训练的相关性。因此，全科医学生要想具备过硬的专业技能需要建立临床医学基础教育平台，逐渐形成临床技能与临床思维培养的"三结合三融合"模式，即在基础课程学习环节将基础知识学习、基础实验训练、科研兴趣激发相结合；在临床技能教学环节将临床技能、专科技能、医学人文技能教学相结合；在考核环节上将临床基本技能、临床思维、综合能力考核相结合。

临床技能与临床思维培养载体融合；临床技能与临床思维培养要求融合；临床技能与临床思维培养方法和考核融合。由此培养全科医生的过硬的临床技能，保证培养的全科医生"会看病"。

3. 全科医生需要具备"善沟通"的专业素养

在大健康的时代背景下，全科医学突破传统医学的"疾病控制"概念，通过多学科的知识和技能的统筹为全科医生提供新的临床思维和逻辑建构，这就要求全科医生更加重视疾病控制之外的专业素养训练，换句话说，就是要求全科医生在岗位素养训练方面应特别重视职业精神、人文修养和沟通能力的培养，努力使每一位经过培训的医生都能共情患者、体恤患者、关爱患者。在笔者通过对近20名医学教育专家的访谈中发现，专家们都一直认为"全科医学人才培养的过程中，医德医风、医患矛盾是个绕不开的热点。全科医生的职业特点要求从业者必须具有高尚的品德、仁爱之心，这是一切从医者的灵魂所在，医学教育更应强调以德为先。"这就需要充分意识到人文和社会科学两大学科领域的知识背景，需要充分将人文与职业精神教育贯穿人才培养的全过程，注重医德素养的熏陶，注重医学与人文的统一，注重大健康时代下医疗服务的新特点，对医学生实施医德素养、人文关怀和人际沟通能力培养，使医学生具备敬畏生命、大医精诚的职业道德情操和善于沟通、团队合作的良好职业素养。

4. 人才培养的最终目标是培养"高质量"的全科医生

联合国第二届世界高等教育大会公报指出：在当代高等教育中，质量保障无疑起着至关重要的作用。在完成 2020 年全面建成小康社会的战略任务中，在迈向 2030 年实现健康中国建设的宏伟征途中，全科医生的质量高低对战略任务的实现和宏伟征途的难易起到了至关重要的作用。因此，全科医学制度需要系统设计，统筹医学教育内部、外部改革有序进行，招生、培养和就业改革协同联动，五年制本科阶段教育、三年规范化培训（研究生教育）和继续教育（终身教育）三阶段培养融通融合，全方位推动全科医学人才培养改革。当前，党的十九大明确提出决胜全面建成小康社会，开启全面建设社会主义现代化国家新征程，医学教育改革与发展对维护13亿多人民健康的要求比以往任何时候都更加迫切，对优质医学人才的渴求比以往任何时候都更加强烈，对高质量医学教育的需求比以往任何时候都更加紧迫。在数量匮乏的全科医学服务领域，迫切需要吸纳更多有理想、有责任、有知识和有能力承担基层医疗服务的有志青年加入，需要他们为人民健康服务事业保驾护航。

因此，全科医学人才培养的定位与全科医学的学科定位和职业定位是相互对应和相互统一的。我国医学院校全科医学教育需要根据全科医学的性质和学科特点建立培养制度，从服务对象、服务模式、服务场所和服务内容等综合因素考虑来制定全科医学人才培养方案。

三、全科医学人才培养的基本模式——"5+3"一体化人才培养模式

全科医生的培养模式取决于各个国家和地区医学基本教育、医疗卫生事业体系设计以及全科医生功能定位等，因此全科医生的培养模式在各个国家和地区不尽相同[13]。根据我国相关的具体情况，《国务院关于建立全科医生制度的指导意见》中明确提出，要规范全科医生培养模式。将全科医生培养逐步规范为先接受5年的临床医学（含中医学）本科教育，再接受3年的全科医生规范化培养的"5+3"一体化人才培养模式。而在过渡期，3年的全科医生规范化培养可以实行"毕业后规范化培训"和"临床医学研究生教育"两种方式。从中我们可以了解到"5+3"一体化人才培养模式将是我国未来全科医生培养的目标模式和方向[14]。规范全科医学"5+3"一体化人才培养模式其核心是强调医学理论与临床实践相结合、医学与人文相结合、专业素质与职业素养相结合的培养内容和方式，是提高全科医学人才质量、提升全科医学人才实践能力、重塑医学人文精神的必然要求。

（一）"5+3"一体化人才培养模式是提高全科医学人才质量的必然要求

国务院办公厅《关于深化医教协同进一步推进医学教育改革与发展的意见》（国办发〔2017〕63号）明确要求提高医学生的生源质量，增加优质人才供给。对于全科医生培养质量的提高，教育部副部长吴岩多次强调全科医生的培养需要"提质"。目前，国家已通过立标准、建组织、重实践和强队伍四大举措提高全科医生培养的质量，即：制定了医学专业类的教学质量标准、成立全科医学教指委在国家层面把住质量关、建好全科专业住院医师的规培基地强化动手能力以及加强全科医生师资队伍的培训。"5+3"一体化人才培养模式的实施就是对教育部上述四项"提质"举措的承担载体，承担医学教育功能的各高等医学院校通过该模式的有效实施和良好运行，可以有效建构学生的知识、能力和素质结构，达到高质量的全科医生培养的要求，这是深化全科医学教育改革的关键，也是人才培养质量的根本。

（二）"5+3"一体化人才培养模式是提升全科医学人才实践能力的必然要求

医学是一门实践性很强的科学，医学教育具有周期长、分阶段细、连续性强等特点。国际经验表明，培养一名合格、高素质的全科医生必须经过严格的学历教育（医学院校教育）、系统的毕业后教育（规范化培养）和持续的继续医学教育（终身教育）等三个阶段的精致培养。其中，毕业后教育也就是规范化培养阶段是由"医学生"成长为"合格医生"的必经之路，是实现由"学生"向"医生"转变的关键环节。我国目前全科医学人才培养模式呈现多轨并行的态势，除了"5+3"模式外，还有"3+2"模式和基层在岗医生转岗培训等。其中，后两种培养模式的毕业后培训时间短，缺乏严格、规范、统一的住院医师规范化培训，这就导致不少毕业生实操能力弱，不敢实践或者实践效果差的情况出现，无法胜任基层临床工作，导致老百姓对全科医生不认可。"5+3"一体化人才培养模式保证了医学毕业生离校后有3年的系统培训时间以提高临床和基层实践能力，培训时间长，培训内容以解决实际问题、训练实操能力为导向，培训场地在国家认定的全科医生规范化培养基地，硬件环境好且让学生全流程参与到具体的工作中，从而达到实景模拟、提升实践技能的目的。参加培训的学员在临床基地的内、外、妇、儿等临床科室轮转，而在社区实践平台直接参加全科诊疗，要求在病种、病例数必须达到相关规定，临床基本能力、基本公共卫生实践能力与执业素质要求须取得规定的学分，同时必须通过以实践能力培养为核心的培养基地考核并获得合格证书，以基本技能操作为主线，因此，"5+3"一体化人才培养模式对全科医学人才实践能力的提升起着至关重要的作用。

（三）"5+3"一体化人才培养模式是重塑医学人文精神的必然要求

在《医生在现代社会中的地位》一文中，医学家西格里斯就曾指出"当我们考察到现代社会所赋予医生的使命的时候，我们很快发现医学的范围是大大的扩大了……医学，通常被看作是一门自然科学，实际上也是一门社会科学，因为医学的目标是社会的。"[15] 即所谓医学不仅是一门诊断、治疗和预防疾病，恢复、维护和增进健康的科学，也是救死扶伤、诊治疾病、维护人类健康的职业和实践。而医学这种特殊的实践要实现医学爱人、救人、助人解除痛苦的实践目标，必须要求从业人员高扬科学精神与人文精神，医学自身充满着人性，蕴含着人文气息。就全科医疗来说，在整个医疗过程中，通过对生命的救治、对疾病痛苦的解除、对情绪的调节等始终贯穿着以人为中心，提倡热爱生命，对人理解和关心，尊重人、保护个人权益的医学人道精神。"5+3"一体化人才培养模式强调医学与人文相结合，强调医学模式的人文回归，在本质上就是呼吁对"人"的关注，以及关心关注"人"的生命与健康、权利与需求、人格与尊严，即以人道主义为核心。因为对医学生来说，不仅要掌握医学知识和医学技能，更应该意识到未能认知或认知不确、不全是难免的，所以医疗并不总意味着治愈疾病，对人的关怀和体恤与减轻人痛苦同等重要。正如希波克拉底所说："知道患者是什么样的人，比知道他患有什么样的病更为重要。"[16] 医生要将注意力集中到对患者的人文关怀方面，而不仅仅局限在疾病本身，人文精神的回归是医学模式转变的必然结果。

第三节　全科医学人才培养的改革与实践

基于"5+3"一体化的全科医学人才培养基本模式，新时代对全科医学人才培养改革的积极探索与实践中，应构建以"系统整合式"课程为核心、以"重基础、强实践、抓竞赛"三位一体的实践能力培养为重点、以"系统化、标准化"技能培训为特色，以"国标省通、县管乡用"创新模式为运行机制的全科医学人才培养体系。

一、全科医学"系统整合式"课程体系构建

标准的全科课程设计与实施，应重视全科医生的职业功能对全科医学的理念、知识以及职业素养的基本要求的解决，而在相关课程的设计上，要强调"立足于全科医师岗位所需要的知识能力需求，落脚于全科医师社区培养的实际诉求，着眼于全科医师综合素质和职业特殊素质的需要，建立目标明确、内容呼应、教学与实践密切结合的课程体系。"[17]但目前，我国传统的全科医学教育模式整体上套用了临床医学的专科式课程教育，在课程内容、课程结构、人文元素以及教材等方面都存在弊端，未能凸显全科医学的特色，培养的全科医学人才较难适应全科医生岗位要求，岗位职能未能充分发挥出来。

（一）我国全科医学课程体系存在的问题

1.课程内容横向联系不足，拼凑特征明显

从课程内容来看，我国全科医学教育所采用的专业教材以《全科医学概论》为主，其余课程均由各临床专科拼凑而成，缺少全科特色，全科医师执业中所需的预防、保健和康复等社区医疗所需的理论知识不足且社区见实习时间较短，忽视了实践教学的重要性[18]。课程内容融合度欠缺、知识割裂造成诸多重复，再

加上同一教学内容因授课间隔时间过长，经常造成前面已经学习过的知识到后面必须重复讲授与复习，浪费时间。此外，课程内容学科间联系断裂导致学生分析、解决问题能力和临床思维的培养存在一定阻碍。

2. 课程结构不合理，基础理论与临床实践脱节严重

从课程结构上看，全科医学相关课程前后递进关系较为模糊，而理论教学与见习教学的脱节问题亦较为普遍。传统的医学教育模式的教学方式是以教师课堂讲授为主，基础医学的授课老师往往没有临床背景或脱离临床很久，导致上课时很难将基础医学与临床知识进行充分整合。随着医学科学的发展，基础医学知识体系越来越庞大，课程门数与每门课程的教学内容越来越多，但实际上大量的基础医学知识与临床关系不大，其结果是学生在学习基础医学过程中抓不住重点，更不清楚大量基础医学所涉及的内容与临床的关系，以至于造成其与后续的临床岗位培养衔接困难的问题。

3. 课程设置范围过于狭窄，医学人文精神与创新能力培养薄弱

全科医学的学科特色决定了医学生人文素养和职业精神的培养成为全科医学人才培养过程中不可或缺的教育元素。因此，全科医学课程设置中必须有相关的人文社科专业如社会学、伦理学、心理学等学科的课程设置作为通识教育以培养医学生的人文精神的塑造，但是大部分学校对这些课程的重要性认识不够，导致专业培养口径进一步缩窄；此外，虽然一些医学院校通过开设"创新教育""科研训练"或设立"大学生新苗计划""大学生创新创业训练计划"等创新教育项目，提高了对大学生创新精神和创新能力的培养，但是依旧存在对认识不统一、重视程度低等相关问题，不利于学生的批判性思维的形成和知识探究能力的培养。

4. 培训大纲、教材建设缺乏全科特色

全科医学人才是面向社区、立足于基层的实用型人才，而全国各省、市、县等发展状况和健康需求参差不齐、差异明显，因此，全科医学的教材和大纲应根

据各地实际需要制定教育培训内容。但是，目前我国在全科医学教材建设方面较为落后，导致翻译或编译的教材没有有效结合我国的国情需要，而各地、各区域实际健康需求编制更是缺乏，进一步拉开了与健康中国建设战略目标的要求的距离。而教材理论与全科医学实际工作结合不够，未能体现出全科医学的特色和理念的主要原因是教材编写过分强调单一学科的系统性、完整性，缺乏了对知识的实用性和基层针对性的重视。

基于以上梳理的我国全科医学课程体系存在的问题可以看出，传统的"以学科为中心"的临床教学模式面对综合性强、全方位和全覆盖的全科医学的基本课程要求还具有相当的距离。因此，全科医学的职业需求迫切需要对全科医学课程进行"系统整合式"的变革。

（二）纵向阶段整合：三大课程群着力培养全科医学人才三大职业发展能力

课程是学校教育的核心元素，是学校教育目标、教育价值体现和实施的主要载体，课程作为人才培养的重要载体，是对人才培养目标的具体实施。全科医学的课程体系设置要以培养"具有岗位胜任力"的全科医生的人才培养目标为导向，着力培养全科医学生的三大职业能力，训练全科医学生的四大专业技能，强化人文与医学、基础与临床、临床实践与疾病预防等知识的整合，注重"目标导向"和"能力驱动"，把传统以"学科为基础"转换至"问题为导向"，力求培养的医学生是宽基础、强专业、善沟通、高质量的全科医学人才。

基于此，全科医学课程设计需要对基础医学课程和临床医学课程进行进一步的整合，不断强化学科知识之间的联系，同时培养学生分析问题、解决问题的系统思维；而在早期接触临床实践训练课程与理论授课的同时，开展技能模拟训练，将形成不间断、逐渐递进的临床实践能力培养课程体系。而在临床医学五年制的阶段里，全科医学需要以临床技能、职业素养和大健康理念培养为主，同时增设医学人文课程、预防临床交叉课程、临床实践训练课程等，来综合构建三段式整合的课程体系，构建三大课程群：医学人文课程群、临床培养专业课程群、社区综合培养专业课程群，把全科理念和职业素养贯穿整个全科方向课程的始终，体现它对于整个全科医学的统筹和引领作用，确保培养出来的是真正的全科医生，而不是"貌合神离"的全科医生[19]。三大课程群以三大融合为实施路径，即基础与临床相融合、临床与预防相融合以及医学与人文相融合着力培养全科医学人才三大职业发展能力——医疗创新与研究能力、可持续发展能力以及团队合作能力（图5-5）。

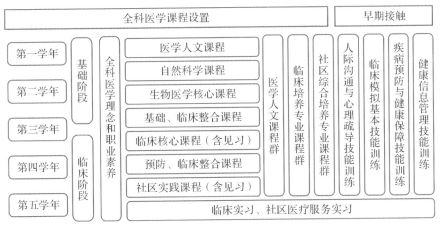

图 5-5　纵向阶段全科医学课程设置

首先，基础与临床深度融合构建临床培养专业课程群着力培养医学生医疗创新与研究能力。

当前，科研型和临床型是我国医学教育培养两大主要类型。传统医学以学科为基础，强调学科知识的系统性，但学科之间知识联系不密切，基础知识与临床知识相对脱节。随着我国医疗改革的深入推进，具有临床与基础医学转化能力的复合型创新型人才严重缺乏，不能满足社会医疗卫生发展的职业需求。未来，全科医学生是集临床型和科研型于一体的复合型人才，要求新时代的全科医学人才能够在临床实践中敏锐地发现问题，基于多学科、交叉融合的新视角创造性地进行科学研究，并能够快速地将研究成果应用于临床实践的复合型人才。因此，在人才培养的过程中，通过三个途径深度融合基础和临床，全面培养医学生的职业能力：通过"整合课程—PBL—CBL—临床实习"提高学生临床思维能力，通过"早期接触临床实践训练—临床基本技能模拟—临床见／实习"提高临床操作能力，通过"新生研讨课—科研素养训练—创新学分—科研专题讲座—临床科研课题"提高学生科学研究能力。在职业能力的不断提高下，基础知识与临床知识深度融合，同时关注不同学科之间的知识联系，并兼顾学科知识体系的相对完整性，不断引导基础医学知识与临床知识转化，结合基础医学注重结构与功能知识的整合的特点以及临床医学注重与基础知识相结合的特点，学生对人体结构、功能、病理、生理与疾病之间的整体认识也不断被建立，有利于提高学生综合知识运用、知识转化和知识迁移的能力。

第二，临床与预防相融合构建社区综合培养专业课程群着力培养医学生可持续职业发展能力。

全科医学教育需要以社区医疗为导向，对学生进行预防知识和技能的培养，使学生掌握扎实的预防医学基本知识、基本理论和基本技能，培养学生"大预防观"，为社区居民提供可持续的职业服务。预防医学课程要突出预防医学意识的全程贯穿，分三个层次进行课程设计（图5-6）：第一层次为核心课程，即在原来预防医学、流行病学、社会医学等核心课程基础上，不断向"健康教育学""全科医学"的方向延伸。第二层为社区实践，通过在早期增加与社区卫生实践的课程模块的接触，加大了社区实践的比重，从而不断建立起课内课外相结合的社区实践教学体系。具体来说，课内主要实践社区初级卫生保健、社区卫生服务、不同特征人群保健等教学内容，使学生切身体验社区卫生服务一线，建立社区预防观念；课外实践以志愿者服务的形式开展，如健康主题宣讲、慢性病追踪调查以及暑期社区实践为课程延伸，将预防医学意识根植于医疗实践中，为学生以后适应基层医疗工作岗位奠定基础。第三层次以选修课的形式增设"健康教育与预防医学"课程模块，包括如家庭环境与健康、营养与疾病、临床营养学、健康教育与健康促进等聚焦于社区家庭健康相关领域课程，扩充预防医学相关知识内容。

三个层次的课程彼此关联、相互衔接、互为补充，帮助全科医学生树立预防先行的大健康观念，将预防和基层医疗实践融合在一起，提高服务基层的可持续职业发展能力。

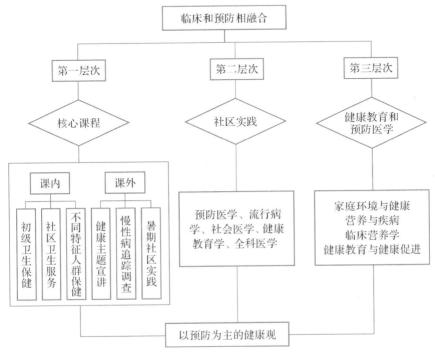

图 5-6　预防医学课程设计图

第三，医学与人文相融合构建医学人文课程群着力培养医学生团队合作能力。无论是从医学的出发点——社会人；或是医疗的根本依据——病原的社会性；或是医疗的基本工具——人文社会科学；或是医学的具体手段——社会性措施；抑或是医学的发展方向——社会化倾向等，都说明了医学本身就是一种社会建制，人文性是医学的基本属性。

高等医学教育与人文社会科学相融合是医学发展的必然趋势，医学必须接受人文的社会导向，就像涂又光先生所说"人文为科学启示方向"。医学与人文相融合是医学自身发展人文方向的诉求。而全科医学"全方向""全覆盖""全过程"的医疗服务要求则对全科医学生的人文修养提出了更高的要求，全科医生采用的是团队合作的工作模式，团队合作能力已成为全科医生所具备的必不可少的医学人文素养之一。良好的人文素质修养有利于医学生储备全面的知识基础，成为科学与人文兼具的"全人"医学生。此外，良好的人文修养可以同外界建立和谐的人际关系，培养良好的人际沟通与合作能力。

因此，在人才培养的过程中，应注重医学知识与人文知识的交叉融合，将人文教育融入人才培养全过程，建立"课堂教学—情境教育—校园文化—社会实践"四位一体的医学人文教育模式。

在课堂教学中，可以尝试着将人文元素设计在专业课程内容中，如在医学治疗中如何通过人文的作用优化患者的就医体验进而帮助病情恢复的医学案例，帮助学生理解人文精神对医学本身的意义以及对医生职业的重要影响。

在情境教育方面，通过创建生命教育墙、医学人文楼等体现人文元素的有形实物，让学生在日常的学习、生活中可以随时随地看到、接触到、体会到这些物质情境，沉浸在这种隐性的情境教育中，被潜移默化的人文精神所熏陶。

在校园文化层面，开展具有浓郁医学人文氛围的校园文化展演，把校园文化活动作为医学生职业教育的有形载体，在全校层面营造大爱无疆、医者仁心的校园氛围，使人文精神与医学生思想进行传感、交换、内化。

在社会实践层面，让学生在不断参与社会实践的过程中，体会职业的社会价值，树立责任意识，培养团队的合作精神进而达到全科医生合作能力养成的目的。

（三）横向、纵向交叉整合：全科医学课程"系统化"设计

根据课程在人才培养中的作用，参照中国的《本科医学教育标准——临床医学专业（试行）》，将课程分为六类，具体课程设置见表 5-1。

考虑到各医学院校教学计划中具体课程设置的情况差异较大，本书以 X 大学全科医学专业课程设置的情况来进行全科医学课程体系的系统化设计。

全科医学课程要以岗位需求为导向，关注五大领域的知识架构：基础与临床、人文与职业素养、自然科学与科研能力、临床技能与思维、全科医学特色等。五大课程板块体现了三大融合的实现，基础阶段、桥梁阶段和临床阶段课程被进一步归类整合，"医学—人文—社会"知识与"临床—预防—健康管理"实践相互融合的全程化递进式全科医学课程体系被逐渐组构起来。

表 5-1 我国临床医学课程设置基本情况

课程设置	具体科目与要求	
医学预科课程	自然科学公共基础课程	《数学》《物理》《化学》《计算机》
	人文社会科学公共基础课程	《外语》《法学》《公共关系学》《行为医学》《教育学》《伦理学》《逻辑学》《人文科学》《社会科学》《思想政治与品德修养》《文化艺术》《心理学》等
	科学研究与创新课程	《大学生创新实践课》《科研训练课》《研究方法课》等
基础医学课程	《解剖学》《病理学》《组织学》《病原生物学》《药理学》《生理学》《病理生理学》《功能学实验》《细胞生物学》《生物化学和分子生物学》《普通生物学》等	
公共卫生与预防医学课程	《公共卫生学》《卫生管理学》《环境卫生学与毒理学》《健康教育学》《流行病学与卫生统计学》《卫生保健》（包括个体保健和营养）等	
临床医学课程	《内科学》《外科学》《妇产科学》《儿科学神经病学》《传染病学》《精神病学》《康复医学》《急救和灾难医学》《中医学》《医学影像学诊断学》《循证医学》《急救和灾难医学》《物理诊断及治疗学》等	
早期接触临床课程	主要是早期接触临床医学知识和培养基本临床技能的课程	
其他一般课程	《入学教育（含军事教育）》《体育》《劳动》《安全教育和社会实践》《就业指导与毕业教育》等	

1. 基础与临床模块的课程设计

该模块是采用以器官系统为内核的课程整合模式，以疾病为主线、问题为导向，将器官、疾病、问题三要素融通融合进行课程设计，通过以横向的水平整合

（平行学科综合）为纬度，以纵向的垂直整合（基础与临床结合）为经度，医学专业课程整合的框架被建立起来，同时组织起传统学科按具体学科分类的内容的内在联系，将形成一种新的结构设计课程体系，在该内容构建下，基础医学发挥了注重结构与功能知识的整合的特点，临床医学发挥了注重临床与基础知识的关联的特点，相关学科相通相融的特点被进一步突出，有利于建立学生对人体结构、功能、病理生理疾病之间的整体认识。

整合课程主要包含两个部分，第一部分为"人体结构与功能基础部分"，该部分由三大整合课程构成：一是《人体形态结构与功能学》，此课程内容整合了《人体解剖学》《组织学与胚胎学》《生理学》《病理学》《病理生理学》以及《药理学》；二是《细胞与分子生物学基础》，此课程内容整合了《细胞生物学》《医学遗传学》《生物化学和分子生物学》的相关内容；三是《病原生物与免疫学》，该课程由《医学微生物学》《人体寄生虫学》和《医学免疫学》等课程内容融合而得。

第二部分为"人体器官系统的结构功能与疾病部分"，该部分是支撑起整合课程的主体部分，具体的课程名称以及其所包含的课程内容见表5-2。同时，对不适合整合的其他临床医学课程，如《中医学》《传染病学》《精神病学》《核医学》等仍保持以学科为中心的课程体系。

表 5-2　人体器官系统整合课程设计

人体器官系统	具体科目内容
运动系统	《人体形态结构与功能学》《医学影像学》《临床技能学》《外科学》
呼吸系统	《人体形态结构与功能学》《病原生物与免疫学》《医学影像学》《临床技能学》《内科学》《外科学》
消化系统	《人体形态结构与功能学》《病原生物与免疫学》《医学影像学》《临床技能学》《内科学》《外科学》
循环系统	《人体形态结构与功能学》《医学影像学》《临床技能学》《内科学》《外科学》
血液系统	《人体形态结构与功能学》《临床技能学》《内科学》

续表

人体器官系统	具体科目内容
内分泌系统	《人体形态结构与功能学》《病原生物与免疫学》《临床技能学》《内科学》《外科学》
泌尿生殖系统	《人体形态结构与功能学》《临床技能学》《内科学》《外科学》《妇产科学》
神经系统	《人体形态结构与功能学》《医学影像学》《临床技能学》《神经病学》《外科学》
风湿免疫系统	《人体形态结构与功能学》《医学影像学》《临床技能学》《内科学》《外科学》

2. 人文与职业素养模块的课程设计

该模块整合医学与人文，将人文精神和职业素养以"全过程的课内教育、全融合的文化渗透以及全方位的课外活动"为路径将医学人文教育贯穿人才培养全过程来系统推进学生医德素养的培育（图 5-7）。

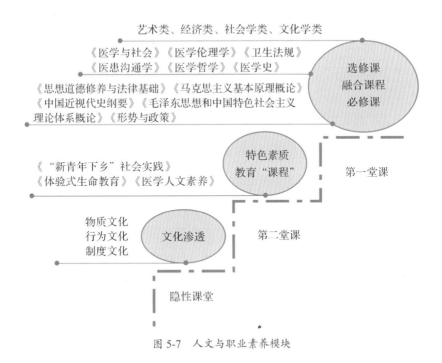

图 5-7　人文与职业素养模块

（1）将人文内容深度融入第一课堂，系统规划输出内容与方式

丰富医学人文内容供给：做好医学人文与国家政策、社会发展的衔接，在知识层面上，要使学生对"两课"、文学、历史、哲学、艺术和现代科学技术发展等有基本了解，提高学生的文学素质，锤炼文化修养，使其具有高尚的道德情操，具体来说可划分为三个层次。第一层为"两课"教育：集中在大一、大二开设，使学生初步掌握马克思主义的基本原理，树立科学的世界观、人生观、价值观。第二层为医文融合课程：将《医学伦理学》《卫生法规》《医患沟通学》等课程整合为医学与社会，同时增设《医学哲学》《医学史》两门课程为人文必修课，在大二和大三上半学期开设，力求把医学与社会、医学与人文的内在关联和整体关系展现出来，培养学生以人文社科的手段、方法和视角研究医学问题，培养学生的综合素质和职业素养。第三层是选修课程：将艺术类、经济类、社会学类、文化学类等人文社会学科的课程划归为选修课，培养学生的个性和科学文化素养。

优化课堂教学方式供给：在专业课程教学中增加人文教育教学方法，在采用巴林特技术、课外阅读、情景模拟等教学方式结合的情况下，进一步实施 PBL 和 CBL 等教学方法，将有效发挥专业课程对学生人文素质培养的潜移默化作用，做到春风化雨、润物无声。从而实现人文教育内容的横向渗透，即将人文教育内容与专业教育内容进行交叉融合，如《病原学》，可在教学内容中设计《社会学》《环境学》等内容；《解剖学》可融入敬畏生命、尊重生命的人文元素等。

（2）将职业素养深度融入第二课堂，培育特色素质教育课程

结合不同专业学生职业素质培养的要求差异，分类选取第二课堂有代表性的活动，纳入实践课程，开设社会实践必修课《"新青年下乡"社会实践》，社会实践选修课《体验式生命教育》《医学人文素养》。其中，"新青年下乡"社会实践课程作为特色培育课程（图5-8），自 2017 年开设以来，创立了以"关爱生命"教育为核心，将职业素养融入 3 大类 9 模块实践课程，打造体验式职业素养实践课程。校内实施由"技能传授—文化熏陶—专业拓展—模拟训练"等环节构成的知识技能提升教育体系；校外构建"社会需求—社会实践—实践反馈—强化

修正"的实践能力提升教育体系，所有实践模块设置公众宣讲环节，学生需完成至少1次公众宣讲。学生根据专业特点自主选择完成9选1实践模块课程，该课程的师资采用多元化的师资组合方式，由思政课教师、附属医院医生护士、专业课教师、管理学教师、创新创业专家、社会公益人士共同组成的课程教学团队，全方位培养学生的职业素养。

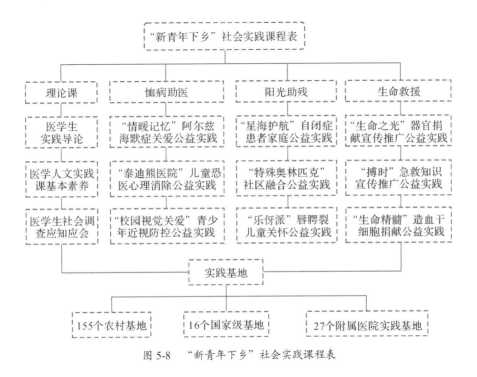

图 5-8　"新青年下乡"社会实践课程表

（3）全融合的文化渗透，建"会说话"的校园人文环境

可以从物质文化锻造、制度文化保障和组织文化实施三大任务着手锻造校园文化。

物质文化：实施"医大精神主题公园"、"生命墙"系列主题雕塑等十大校园文化重点建设工程和用"同心同德""同仁同济""求真求是"等体现价值追求的词语命名的楼栋。

精神文化：建以希波克拉底、南丁格尔、张仲景等中外医学大家命名的桥梁，将人文教育元素物化为"看得见、摸得着、感受得到"的实体覆盖校园每一个地方。

行为文化：实施医学生人文素质提升计划，定期举办瓯越大讲堂、名医故事会、Master Tea、疯狂科学家等具有文化标识的品牌活动；举办医学生宣誓仪式、解剖课开课仪式、护士授帽仪式、医学生授袍仪式等具有浓厚仪式感且颇具有专业特色的仪式文化活动。

制度文化：推出临床医院与教学医院"院院一体"制度，实现学生从入校到毕业全程化、医教协同的管理；实行一贯制医务工作者班主任制度，推出每周"午餐会""医院体验日"等常态化、生活化的人文熏陶；实施"第二课堂成绩单"制度，通过将在校学生参加第二课堂系列活动作为相关考核内容，并给予考核成绩，同时作为在校生综合素质测评、评奖评优、推优入党等的重要依据，向校外用人单位提供了具有规范性和公信力的科学参考依据。

3. 自然科学与科研能力模块的课程设计

该模块整合科学方法课程与科研能力训练，以"工具知识＋科研训练"双轨并行的思路，让学生熟练掌握自然科学基础知识以及工具性知识和技能的同时将这些知识和技能运用于科研训练中，培养学生批判性思维和科学探究的能力。在原有的自然科学类和工具类课程的基础上增设《科学与研究》《循证医学实践》两门课程。《科学与研究》课程是将科研训练纳入课程体系中，采用理论授课、课堂讨论和科研实践相结合的方式进行教学，学生在课程结束后，在导师的指导下完成科研课题设计与答辩；《循证医学实践》课程是在实习阶段开设，针对临床真实病例查找相关资料，利用循证医学原理指导学生分析疾病的诊断、治疗、预后和预防。具体来说，在大一、大二阶段可集中安排自然科学基础知识课程，如，《医用数学》《医用物理学》《医用基础化学》《医用有机化学》《英语》《计算机程序设计基础》《文献检索》等课程；大三可开设《科学与研究》《循证医学》等课程，其中《科学与研究》可根据导师科研任务要求持续至毕业，以保证整个科研训练的完整性和系统化；在高年级实习阶段开设《循证医学实践》，让学生将科学知识、临床技能、文献检索能力融会贯通，培养基于问题的学习方式，引导学生不断探索，勇于探究的能力。选修课可选择与科研密切相关且应用性较强的一些工具课程，如《卫生统计学》《医学统计软件使用》《临床科研设计》《系统评价和 Revman 使用》《课题计划书讨论》《中英文论文撰写》等，为学生从事科学研究提供针对性和选择性较强的科研工具知识和技术。

4. 临床技能与思维模块的课程设计

该模块是以培养学生临床思维能力和实践能力为导向整合临床基本技能、临床思维与临床实践。《诊断学》《内科学》《外科学》《妇产科学》《儿科学》《传染病学》《皮肤性病学》《口腔科学》《眼耳鼻咽喉学》等学科整合为"临床基本技能"；在一年级学生中开设早期接触临床相关课程，以"实习生助手"的身份接触患者，学习生命体征的检查方法和心肺复苏，具备初步的临床基本技能，增加对职业的感性认识；在临床实习阶段，开设临床思维相关课程，主要从常见的临床症状入手，在学生熟练掌握提炼并分析临床信息的技巧、诊断与鉴别的情况下，让学生建立临床思维。此外，有必要鼓励低年级的学生利用课余及寒暑假时间到疾病控制中心、医院慢性病防控中心以及社区卫生院进行慢性病流行病学调查，能够在学习早期培养学生将临床期间遇到的相关问题融合进基础知识的学习过程中，并培养其努力解决问题的能力，同时培养了其临床思维能力。

5. 全科医学特色模块的课程设计

该模块要将"以健康为中心、预防重于治疗、防治结合"的课程理念贯穿于课程设置中，避免临床医学专业教育中普遍存在重疾病诊治、轻疾病预防和健康管理的现象，将"治已病"和"治未病"贯穿于整个全科特色模块课程体系，该模块课程分三个层次进行课程设计：第一层次为核心课程，由《流行病学》《预防医学》《全科医学导论》《健康教育学》《医学心理学》等课程构成，帮助医学生建立基本的预防医学知识，建立树立健康管理、疾病预防的基本理念，意识到健康教育与健康促进在人类疾病防治过程中的重要性；第二层次是延展性课程，增设《社区医学》《老年医学》和《慢性病健康与管理》等课程，其中《社区医学》由《社区急救》《社区康复》等两门课程整合而成，《慢性病与健康管理》是针对临床常见多发，且对人类健康危害较大的心血管疾病、营养与代谢性疾病以及心理、精神障碍性疾病等慢性病，开设基于案例的临床与预防医学交叉整合课程；第三层次以选修课的形式开设，如《家庭环境与健康》《营养与疾病》《社会心理学》《中药养生与药膳》《疫苗学》《心理咨询》等社区相关领域课程，扩充全科相关知识结构，服务社区实践。全科特色模块课程专业针对性强，基层实践性明确，因此，该课程模块应安排在大三及以上年级，其中核心课程应在大三开设，延展性课程应在大五开设，课程设置地点应安排在社区卫生服务中心进行。

全科医学课程体系的构建遵循"以系统为核心、以疾病为主线"的课程设置思路，关注全科医学知识的三大基础，即生物医学基础、自然科学基础、人文科学基础；强调五大领域的融合，即医学与人文、基础与临床、临床技能与思维、自然科学和科研能力、临床实践与疾病预防等方面的深度融合；着眼于全科医学人才未来的职业发展能力，凸显了"大健康"背景下的复合型专业人才的培养特质。

二、全科医学"三位一体"实践教学体系构建

全科医学实践教学体系需要根据全科医学人才成长规律，以培养学生临床实践能力为核心，优化临床实践教学内容，系统性、整体性构建实践教学课程，以支撑全科医学的学科发展、满足全科医疗的行业需求。全科医学实践教学体系的构建主要包括三个层面：一是基础医学实验教学，该教学模块依托国家级、省级等实验教学平台，在学生通识教育阶段以探索自然规律、掌握化学、物理等生命原理而实施的基本科学实验。此外，还包括配合基础医学的整合课程而设计的立

体式、多层次、验证性、综合性的实验。二是临床技能培训，该教学模块主要涉及临床技能培训和临床、社区的各类实习，如预见习、早期接触临床活动、课间实习、临床社区实践等。三是以学科竞赛为核心的第二课堂。随着全科医学教育的发展和医疗工作对全科医生岗位胜任力的要求，依托功能协同的实验、实践和竞赛平台，构建"重基础、强实践、抓竞赛"三位一体的实践能力培养体系。

（一）重基础

依托基础医学实验教学平台将基础知识学习、实验训练和科研兴趣激发相结合。

依托基础医学国家级实验教学示范中心平台，配合基础与临床课程整合，将原先各学科实验课合并重组为综合性设计实验项目，如《人体形态结构与功能》整合课程开展以器官系统为中心的形态发育综合性实验，主要综合原有《人体解剖学》《组织学与胚胎学》以及《病理学大体实验》等；《细胞与分子生物学基础》整合课程实验将开展从细胞形态结构到分子生物学的综合性实验；《病原生物与免疫学》整合课程实验则是实施人体寄生虫、微生物形态结构、机体免疫功能等实验整合为一体。这些形态结构与功能的综合性实验，淡化学科边界，其各论将形态、结构、功能、病理、生理等课程知识点在有机结合的情况下，通过遵循相关认知规律以及循序渐进的方式，重视学生的实验技能训练、培养学生分析与解决问题的能力及科研兴趣激发，不仅将基础知识学习、实验训练和早期接触科研有效结合，同时还为后期实践技能强化训练打下了坚实的基础。

（二）强实践

依托临床技能培训平台将临床基本技能、临床思维和实践综合能力相结合。

搭建现代化临床技能训练平台，整合、完善临床技能训练的结构体系，由基本技能培训、专科技能培训、综合技能培训三个层面逐层递进，由虚拟仿真技能训练向有生命的真实临床病例培训逐步深入。具体来说可以从实习前和实习后两个阶段进行系统建构：实习前期聚焦于临床基本技能培养，主要培训学生临床专科基本技能，借助临床虚拟仿真教学平台训练各项临床技能，如通过仿真模型、模拟电子患者等模拟设备进行内、外、妇、儿、急救医学等各临床专科的基本技能训练，同时开展计算机模拟病例（computer based case simulations，CCS）培训，并针对病史采集、病例分析、体格检查、化验单判读等临床基本能力进行强化训练；在实习后侧重于临床综合能力培养，主要实施教学查房、师带徒、综合病例讨论、床边教学等途径，培养学生在真实医疗环境中的临床综合能力，此外，在社区实习阶段，再次结合全科的职业特性强化基本技能，在现实的医疗场景修正和巩固医疗技能，同时更注重人文关怀和团队合作等综合能力方面的培养。

（三）抓竞赛

依托学科竞赛平台将创新精神培养、实践能力提高和团队合作意识相结合。

学科竞赛能够做到在发现问题、解决问题的同时，增强学生学习及实践信心的活动是因为学科竞赛在紧密结合课堂教学的基础上，通过竞赛的方式，不断激励学生理论联系实际以及独立工作的能力，是培养创新型人才的有效途径之一，通过内源性的智力支持和外源性的制度保障支持以学科竞赛为核心的第二课堂实践教学体系构建。

就内源性智力支持来说，首先要求科研与教学相结合，要求老师不仅将科研成果融入教学课堂，同时需要坚持开放科研实验室，不断形成教师指导博士生、博士带硕士、硕士带本科生的"传帮带"智力构筑模式；其次是推进实验教学改革，要求在以发挥教师主导实验教学改革的同时，开展以学生为主体的实验教学改革，不断促进教学体系的形成；最后是依托省级、国家级实验教学示范中心，让学生通过以预约的方式到实验室参加实践活动，并由专业教师进行答疑解惑。

就外源性的制度保障来说，首先在修订培养方案中，培养学生的创新精神和实践能力被明确提出，创新创业课程被要求课内课外相结合，必修与选修相结合，并且要求完成一定的创新创业课程，获得学科竞赛学分；其次是学校设立专项基金用于学生参加学科竞赛以及其他实践活动的专项经费；然后是各二级学院院长、书记亲自抓学生参加各类学科竞赛，由专业教师亲自带竞赛团队并作为指导教师参赛，提高赛事的整体水平；最后是管理制度的保障，通过出台《大学生学科竞赛奖励办法》《大学生创新教育学分管理规定》等激励全体师生投入学科竞赛的相关文件，学科竞赛将会与教师的职称评审、绩效工资考核、学生的推免研究生加分相挂钩。能够通过健全的规章制度激励老师的工作热情、调动学生学习积极性，同时促进了学科竞赛的良性发展。

以上三个实践平台设计，以"三位一体"的形式，相互协同，互为补充，将实践教育贯穿于全科医学人才培养全过程，实践教育与理论课程相互支撑，互补共进，为培养具备良好的职业道德素养、批判性思维能力和岗位胜任能力的全科医学人才提供了有力保障。

三、全科医学规范化培训"系统化、标准化"体系构建

实践训练是独立于理论教学的教育训练，其不仅仅是抽象知识的运用，实践训练体现的是一种社会集团特有的医学规范[20]。纵观我国规范化培训体系现状，主要囿于以下困境：缺乏先进的培训理念指导，缺乏明确的培训目标定位和完整的培训设计思路，缺乏系统的培训内容和教学模式，缺乏标准化的管理及机制运行，缺乏稳定的、高素质的引领医学教学改革的教学团队等。针对上述问题，全科医生规范化培训在改革思路上，首先，要拓展临床技能培训的"标准化"目标内涵，确立"岗位胜任力、职业素养、创新能力"三位一体的培养培训理念，全程贯穿各临床阶段子项目的实施过程；其次，要依据职业素养和岗位胜任力要求，以"交叉融合"的课程设计思路优化培训内容和结构；再次，要完善全科医学人才培训支撑体系建设；最后，要实现制定技能培训各环节的质量与评价考核标准，实现培训模式运行的"标准化"。

（一）全科医学人才规范化培训的目标——培养具有"岗位胜任力、职业素养、创新能力"三位一体的全科医生

在全科医学人才培养目标体系整体化导向方面，由于传统的临床技能培训目标定位不清，目标内涵单一、笼统，缺乏"大健康"的全民健康理念，尤其是全科医生是面向基层的医护人员，全科医学临床技能培训除了治疗技术和疾病诊治相关的案例外，还需要有社区环境、社会医疗保健等相关技能，需要将"岗位胜任力、职业素养、创新能力"三位一体的培养目标融入临床技能培训，建立整体化的全科医学规范化培训目标体系。

（二）全科医学人才培训课程内容设计

在解决临床技能培训体系不合理、系统化不够的问题方面，可探索建立"分层递进、交叉融合"的培训体系，打破以"学科"为单位的培训模式，建立"交叉融合"的培训菜单，将"全科"的性质体现出来，实施"分层递进"的多层次、多空间培训，实现课程的整体性。

根据《全科医学科医师培训细则》的要求，全科医生的培训内容应该包括临床相关学科知识和技能、社区医疗卫生相关知识和技能、全科医学基本理论和综合素质课程三个方面[21]。临床相关学科知识和技能的培养需通过 27 个月的综合医院的临床科室轮转，社区相关知识和技能的培养需通过 7 个月的基层医疗卫生机构实践，而全科基本理论则通过与职业素质培养课程之间结合形成一个体系，贯穿于整个培训过程。在三个方面内容的统一设计下，才能形成完整的相互衔接和融合的培养方案。

1. 临床相关学科知识和技能

临床相关学科知识和技能的训练主要在临床科室轮转阶段进行。综合医院临床科室轮转涉及内科、外科、妇科、儿科、急诊科等 11 个临床二级学科科室，其中内科轮转时间不少于 12 个月，所占比重最大。此外，还需进行 2 个月的选

修科室轮转，选修科室包括影像科、口腔科、中医科等。系统地学习临床常见病、多发病相关的基本理论和知识是这一阶段学习的重点，具体内容包括病史采集、体格检查、病历书写、常见病相关辅助检查及基本操作技能；临床常见疾病的诊断、处理原则及转诊（双向）指征；职业素养及沟通能力。通过系统的临床轮转训练，开展相关的临床基本技能训练，练就扎实的临床基本功，提高医疗业务能力，为医学生的身份转换成为全科医生打下良好的基础。

2. 社区医疗卫生相关知识和技能

社区医疗卫生相关知识和技能的训练是在社区基层实践阶段进行的，即基层实践，该阶段是全科医生执业上岗的实战阶段，受训学员将所学的全科医学基本理论、临床阶段学习的相关知识以及临床技能等运用于全科医生的日常工作中。在社区实践阶段，学员"一对一"配备带教老师，围绕全科医生岗位的工作特点，对全科医疗、公共卫生服务、社区卫生管理等方面技能在带教老师的指导下进一步掌握，同时为今后从事相关社区卫生服务的工作积累了实际的经验。实战与综合的结合是这一阶段训练的重点，在实战方面，社区阶段的培训是全科医生执业上岗需经历的实战，在该阶段中需采取"一对一"的定岗方式强化训练；在综合方面，包括了整个社区培训阶段需学习的基本理论与临床技能、诊疗技巧以及人文科学的相关知识整合运用于全科医生的日常工作中，训练的路径贴近全科、目标定位瞄准综合，进行综合能力训练和素质培养等。

3. 全科医学基本理论和综合素质课程

在全科医师规范化培训的过程中必须有一套完整的课程渗透在其中，理论与实践交错呼应，相辅相成，课程的设计要基于全科医师岗位特点的知识能力需求，结合基层社区培养的实际需要，着眼于全科医生的综合素质和职业素养的培养，建立教育目标明确、教育教学内容有效衔接、教学与实践密切结合的课程体系。其中，第 1 年侧重基本技能和专业基本能力的实践教学，第 2 年侧重临床思维能力和适宜技能的实践教学，第 3 年侧重整体能力和全科执业技能的实战；同时将实践课程体系设置为 3 大模块，模块一为综合性医院进行的主要临床培养模块，模块二为社区综合模块，模块三为职业素养模块，每个模块由课程、讲座、案例讨论等形式构成。具体来说，临床培养模块课程设置主要包括《临床基本技能训练》《常见疾病的鉴别诊断》《危重症的识别与处理》《临床预防与健康教育》等；社区综合模块课程设置主要包括《社区常见病》《慢性病管理》《社区卫生服务管理》《社区特殊人群保健》等；职业素养模块课程设置包括《全科医学理念与基本理论》《全科医疗中的常见行为与心理学问题》《全科医疗中的医学伦理、法律法规》及《医患沟通》《卫生经济学》等。此外，全科理念和职业素养课程需要融会贯通于整个规范化培养的始终。

（三）全科医学人才规范化培训支撑体系建设

全科医生规范化培训体系是一个完整的体系，整个培养体系除了有明确的培养目标、精准的课程设计还有需要支撑体系，即培养基地和师资队伍。

如前所述，全科医生规范化培养的课程体系包括临床培训、社区实践和全科理论与职业素养等三方面的内容，这三个课程模块的实施分别需要三大培养基地来承担，即临床培训基地、社区实践基地和全科理论基地。其中，临床培养基地一般指的是综合性的大型医院或高等医学院校的教学医院，社区实践基地一般指的是基层社区卫生机构，全科理论基地指的是高等医学院校。与此同时，这三类基地需要联合贯通，成为人才培养联合体以实现横向通科培养和纵向到底培养。

在师资队伍方面，对应于三类培训基地需要三支师资队伍进行实施，临床师资队伍、社区师资队伍和全科理论师资队伍。三支师资队伍的配备以提高全科医师实践能力为目标，以强化全科医疗教学主体为特色[22]，采用临床训练—社区实践—职业素养交叉培养的教学改革，带教导师实行由上至下、融合交叉的教学方式。所谓由上至下教学：基于理论教学—临床实践—社区实习的空间设置由上而下垂直教学，即，由全科理论带教导师进行理论集中授课、临床带教导师在教学医院进行临床带教、社区带教老师在社区进行实践带教，三大师资队伍全程跟进教学，同时，为了保证综合性医院和社区基地的教学连续性和同质化，需要教学医院的全科带教导师全程跟进。通过临床门诊和社区基地的反复实践，全科医生的实操能力、解决问题能力、独立接诊能力将得到进一步的强化。所谓融合交叉教学：基于提高全科住院医师的岗位胜任力的目的，进一步采用了临床技能与社区实践相融合的交叉训练方法，在紧密结合以问题为基础的学习（PBL）教学法—临床病理讨论（CPC）教学法—情景式（workshop）实践教学法的情况下，全科医生医疗能力将得到进一步的提高。

全科医师培养模式实施所应具备的条件及各实施条件之间的相互关系。全科医师培养中的三类培训基地和三支师资队伍共同支持全科医生三项培训内容的实施和培训质量的保障。

（四）健全全科医学规范化培训标准

在健全规范化培训标准体系方面，全科医学临床技能培训应当遵循"目标整合运行评价"的循环模式，对基层实践的内容标准、师资标准、考核标准、管理标准等进行重新设计和规范，建立标准化的培训流程，保障整个培训系统向上的衔接和向下的可持续发展。

在内容标准方面，主要体现三个层面：第一，培训内容要以全科理念和全科思维的培养为标准；第二，培训内容要以全科医生在实际执业的过程中所需的知识和技能为标准，着眼于全科医生的职业能力需求，结合全科医生临床和社区培养实际设计培训内容，体现全科医学的应用性；第三，培训内容要以职业素养和实践培训融合贯穿为标准，将职业素养的训练和临床培养、社区实践培养交融在一起，具有贯穿弥合的作用。

在师资标准方面，需要配备三支队伍：主要包括临床师资队伍、社区师资队伍和全科理论师资队伍。全科医生师资队伍的完备建设是全科医学学科建设的重点与难点，同时也是高质量全科医生培养的必要条件。

在考核标准方面，全科医生和医学专业硕士研究生培养相结合的考核体系可以在全科医生规范化培养和全科专业学位研究生培养结合的新趋势下进一步探索，具体包括专业与学位课程考核、临床实践培养考核、基层实践考核和学位水平考核四个部分。

在管理标准方面，可以尝试地方、政府、医学院校和基层多方协同管理模式。该模式可尝试建立三级管理体系：第一级设立全科医生领导小组办公室，其成员包括当地卫生系统领导和学位授予单位，以协调全科医生培养的各方面建设、招生、政策以及经费等；第二级设立全科医生培养专项工作小组，以学位授予单位的高等医学院校为主体负责落实全科医生与学历学位培养的建设和管理，设计全科医学的课程安排，协调医院和社区的培养时间、空间、人员以及基础设施安排等，确保临床教学资源的均衡分配和充分利用、培养过程的规范性和培养水平的同质性；第三级设立基层培训工作领导小组，成员主要由承担基层培养任务的社区和乡镇卫生院，负责全科医生基层社区实践的门诊安排、带教师资、课程设计等，力求让培训学员在社区实习阶段达到全科理念的运用和全科实战的效果。

第四节　全科医学人才制度的保障与创新

培养出解决居民基本医疗服务的专业全科医师队伍是全科医学人才培养改革的关键之一，能够让全科医生承担起"守门人"的责任，让在基层解决大部分居民的健康问题得以实现。在为居民提供连续综合性的卫生保健服务、控制医疗费用等方面，全科医生发挥着不可替代的作用。因此，需要建立行业能力培养和制度保障，加快全科医学专业认证制度，进一步创新"国标省统、县管乡用"培养与使用机制。

一、建立全科医学专业认证制度

当下，医学人才培养和服务呈现全球化的发展趋势，医学人力资源国际化发展趋势加强，而同时医学教育国际化要求对全科医学临床与服务专业进行认证。2010年，美国外国医科毕业生教育委员会（The Educational Commission for Foreign Medical Graduates，ECFMG）发布新规说明，自2023年起，所有申请ECFMG证书的外国医学生，其毕业的学校必须经过美国医学教育联络委员会（Liaison Committee Medical Education，LCME）或与世界医学教育联合会（World Federation for Medical Education，WFME）相当的国际认可的程序及标准进行正式的认证。我国认证制度的实施与完善是推进我国医学教育认证制度与国际标准等质实效，使我国医学教育具有走向世界的专业质量的保障。教育部强调，"要加快医学教育质量保障和评价体系的建设，到2020年建立起具有中国特色、国际实质等效的医学教育认证制度"[23]。以临床医学专业认证标准为框架的"全科医学临床与服务专业认证制度"是我国医学评价体系进一步完善的新任务，也是衡量未来全科医学人才培养目标、规格、质量的权威标准。

（一）医学专业认证制度的历史回顾

医学教育认证是针对医学教育质量的一种外部评价机制，一般是由特定的组织机构依据规定的认证指标，严格地按照认证程序对申请认证的高等医学教育机构或医学教育项目／专业进行审核和评估。医学专业认证的主要目的在于通过实施对高等医学教育机构或教育项目／专业进行评定是否达到规定的质量标准来促进医学教育的不断进步和教育质量的不断提升。

临床医学专业认证于21世纪初引入我国，开始了中国高等医学教育以质量求发展的征程。2002年，在教育部的支持下，北京大学医学部通过深入研究相关国际医学教育质量标准，如《本科医学教育全球标准》《本科医学教育质量保障指南》以及《全球医学教育的基本要求》等，在结合我国本土境脉的实际情况下，初步制定了本科临床医学专业的教育标准。2006年，哈尔滨大学临床医学的专业认证是我国现代医学教育史上第一次实施的医学院校专业认证。2007年，随着《关于实施高等学校本科教学质量与教学改革工程的意见》《关于进一步深化本科教学改革全面提高教学质量的若干意见》相关文件精神的指导，临床医学、中医学等四个医药类本科专业开始作为"质量工程"试点项目展开认证。2008年，教育部、卫生部联合印发实施《本科医学教育标准——临床医学专业（试行）》，正式成为我国临床医学专业认证的标准依据，并首次使用该标准对华中科技大学同济医学院临床医学专业进行试点认证。同年，教育部正式成立临床医学专业认证工作委员会，并在北京大学医学部设立了秘书处，研究制定《临床医学专业认证指南（试行）》，明确了认证的基本工作规则。至此，我国临床医学专业认证机制已基本建立。2008—2011年，共7所医学院校临床医学专业通过认证。2012年，秘书处实体化，秘书处工作组成立。2012—2017年，在教育部医学教育研究基地立项支持下修订和完善了《本科临床医学教育标准》，健全了临床医学专业认证制度，同时完成了66所医学院校临床医学专业认证。

回顾我国医学专业的发展轨迹，认证作为外部质量管理形式，其确保医学院校毕业生质量合格以满足社会对医学人才培养要求的目标推动了医学教育改革的发展。全科医学临床与服务专业认证制度的逐步确立，有利于规范医学院校和临床培训机构的办学行为，在招生规模、生源质量、课程改革、考核评价、教师成长和管理等方面，对临床医学专业教育（全科方向）的建设，医学发展理念的推广，提高医学教育人才培养质量起到监督、调控与推动作用，确保医学教育培养质量的快速提升。当前，我国临床医学专业认证工作已经建立了与国际接轨的本科临床医学专业标准和认证制度，制定了符合国际规范的程序和办法，获得国际社会的广泛认可。2016年版《本科医学教育标准临床医学专业》的出台，在参照世界教育联合会2012年版《全球医学教育基本标准》的基础上，综合运用比较研究、实证研究、专家咨询、实践总结等方法，将原2008年版中国《本科医学教育标准——临床医学专业（试行）》进行修订并完善，在规范我国临床医学专业认证制度的过程中，起到示范引领作用。2016版新标准在教育理念的改革上，引入健康与社会的理念，强调学生个性化发展和自主学习、强调医学教育合法性和平等性原则，体现了医学教育新理念和新趋势，对医学院校的改革发挥导向作用。在标准形式上，结合多年认证实践和国内医学教育实际情况，适当增加量化可测指标，使标准更具有针对性和可操作性，同时设置了基本标准和发展标准，提出学校办学的基本要求，为医学教育发展指明方向。在可行性上，增加了更为详细全面的索引和注释，内容明确、覆盖面强，易于理解和操作。

（二）全科医学专业认证制度让全科医学人才培养有规范、有标准

全科医学临床与服务专业认证作为一项重要的医学认证制度，体现了总结性评价和形成性评价特点，其目的不在于评价结果优劣排序，而是促进改进，提升质量。因此，应该以全科医学职业特征和岗位胜任力为标准，充分体现全科医生可持续发展的职业理念。同时，在认证制度的建设中，还需要打破以往结论性或等级性的教学评价，特别关注评估后高校的持续改进或建设的内容，从而真正实现我国医学教育评价的根本目的。具体来说，我国全科医学临床与服务专业认证可参照临床医学专业认证制度的评价标准，突出全科医学方向的岗位特征，从动力机制、评估主体、认证标准等三个方面进行探索，促进中国全科医学教育的国际化和认证制度全球性的实质等效。

1.明确认证评估的动力机制

高水平的医学教育和高质量的医学人才输出在医学教育认证制度的发展中得到了保障。美国医学教育认证制度历经百余年发展，到如今形成的较为成熟的运作模式对我国而言有一定的借鉴意义。如美国政府以立法形式明确高等医学院校必须接受医学教育认证，并运用财政杠杆的宏观调控促使医学教育机构主动参与医学教育的认证。对于我国来说，各医学教育实践的实施主体，如各级政府、高等教育机构、附属医院、医学认证机构和投资方等，这些均为医学教育的涉利方，各方应加强联动，合力推进全科医学教育各项措施落地落实。如我国政府可将医学教育事业拨款、科技项目立项拨付经费与高等医学院校的全科医学专业认证结果挂钩；加大全科医学教育专业认证在医学教育质量认证体系中的比重等。

2. 建立多元化的认证评估主体

行政行为的评估具有绝对权威性，这种评估方式有利也有弊。有利在于提高了执行效率、提升了开展行动的速度；弊端在于评估主体较为单一。在高等教育不断发展和政府职能加快转变的当下，高等教育质量评价主体需要加快实现时代化的多元发展。构建多元化的评估主体已经是国际上通行的做法，如美国的医学教育认证专家小组由医学教育相关专家、社会公众代表、用人单位代表以及学生代表等各利益方组成，他们分别从各自的身份立场以及教育需求出发去评价高等医学院校的教育质量，发现并反馈问题。对于我国来说，建立一支高素质的、多元化的全科医学教育评估专家队伍，既要体现权威性，邀请如医学专家、教育学专家、国内外知名专业学者等，又要体现广泛性，可邀请教育研究相关企事业单位、科研机构、社会组织等共同参与评审。这样的评估队伍有利于客观、公正、多角度地对项目进行评估，有利于各相关行业先进经验的交流，反馈各阶层对全科医学教育质量的要求和意见。

3. 建立全科医学专业认证标准和程序

目前，我国认证工作委员会已经正式向 WFME 提出申请，对我国医学教育认证进行机构认定。通过 WFME 的机构认定是中国医学教育认证实现国际实质等效的重要标志，也是我国临床医学教育认证进一步完善发展并走向世界的重大机遇。我们要抓住这个重大契机，系统性谋划医学教育认证工作的未来发展。在持续推进临床医学专业认证的基础上，积极开展全科医学专业认证，程序上可参照临床医学专业认证的评价标准和规范实施，组织专家进行现场考察，判断学校是否符合标准以及在多大程度上符合标准，帮助学校找出办学中的优势与不足，指出改进方向。截至 2017 年底，我国已有 73 所院校完成了临床医学专业认证，其中 16 所院校邀请了来自澳大利亚、美国和韩国等国家的认证专家参与认证。目前，中国临床医学专业认证实施进展顺利。在认证结果的改进方面，已认证院校在现场考察之后持续整改并定期提交进展报告，秘书处组织专家审阅进展报告、将审阅意见反馈学校，并视情况组织回访考察。全科医学临床与服务专业认证可在临床医学专业认证制度的标准上，进一步完善全科医学人才管理制度和工作规范，编写并定期修订和完善认证《专家手册》和《院校手册》，为认证实施提供指导，同时，建立学校对全科医学方向认证工作和认证专家的评价反馈机制，确保我国全科医学认证过程符合国际规范并不断完善。

二、创新全科医学人才管理与使用机制

在健康中国战略背景下，设立"国标省统、县管乡用"的管理与使用机制，让全科医学人才"下得去，留得住，用得好"，支撑基层医疗卫生机构的发展，是当前全科医学人才管理制度创新的关键。通过系统梳理我国自 2011 年建立并实施全科医生制度以来的问题，发现以下困境是我国在推进全科医生制度建设过程中需要破解的难题：医疗资源配置不合理，优质医疗资源过于集中；全科医生培养与使用存在脱节；对全科医生的发展重视不够，政策激励机制不健全等。

针对上述问题，全科医生管理和使用机制上，必须把"下得去"作为面向基层的全科医师培养的重点，把"留得住"作为人才保障体系的核心，把"用得好"作为基层医疗机构未来人才使用的目标。具体来说，主要是从管理体制、制度保障和政策激励三个层面进行实践。

（一）构建"政府—高校—行业"三方联动的全科医学人才培养和使用三级管理机制

在管理机制层面，以省级政府宏观调控为统筹，以需定招、一体化管理，构建"政府—高校—行业"三方联动的医教协同全科医学人才培养和使用三级管理机制。第一级应当由地方卫生、教育部门组织领导和学位授予单位参与的全科医生培养领导机构，对政策、基地建设、招生规模和经费等统筹规划，解决全科医学教育的顶层设计、人才计划和资源保障问题。第二级是在医学院校建立全科医

生培养办公室，负责全科医生的培养工作，完善落实培养阶段的招生、培养、培训的建设和管理。第三级是由县级政府牵头协同县域内的各部门，完善落实使用阶段的使用管理、统筹轮转、发展规划等实施路径。三级管理体制需要在各级政府支持下，形成多方共同参与、协同育人的机制，包含招生、培养、就业和使用四方联动，通过建章立制，保障全科医学定向招生、基层签约、科学运行、县管乡用，确保全科医生"招得来、教得好、下得去、留得住"。

（二）重铸"国标省统、县管乡用"的全科医生制度保障

在全科医生的制度保障上，目前符合我国国情的制度设置是"国标省统、县管乡用"的培养与使用机制。"国标"，即统一"5+3"人才培养模式，以五年制临床医学教育为基础，衔接全科医师规范化培训，与临床专业医学生同质化培养，使全科医学人才符合国家"执业医"标准，确保全科医学人才的培养质量；"省统"即建立省级教育行政部门与高校的联动机制，统筹全科医学人才培养的规格与要求，确保高校的办学标准，落实订单招生、定向培养和使用激励一体化工作，保障全科医生的教育同质化、管理均衡化。"县管、乡用"是通过建立"县乡医联体"统一统筹县（市、区）、乡全科医学毕业生的使用与管理问题，实现县级医院、乡镇卫生院、村卫生室一体化的人才培养与使用机制，建立全科医师"能上能下"的流动机制，全科医学毕业生在政策保障机制、考核评价机制、补偿激励机制的不断建立与完善下，在县域流动与统筹使用效率进一步加快，将有效解决基层全科医师的培训和使用管理以及职业发展等问题。具体而言，"县管"即在县级医院成立全科医学部，专门从事全科医师的管理与培养工作，主要包括编制、规范化培训、职称、福利等相关工作；"乡用"，即由县级医院统筹规划全科医生的选派入驻乡镇医疗机构工作的事宜，打通全科医生的使用渠道，让培养和使用有效衔接，促进县乡基层医疗机构之间资源共享。

"县管乡用"依托高校附属医院—县级托管医院—乡镇社区卫生中心等医疗组织机构，建立"省县乡三级医疗体"，实施"院校教育—住院医师规范化培训—

县域内轮转及毕业后教育"联通联动协同培养计划，将定向培养的基层全科医学毕业生统一纳入到规范化培训中，在省级医院（三甲）和县级医院（原则上是三级医院）进行培训。需要强调的是，在"国标省统、县管乡用"制度执行中，应该以"本科临床医学执业医师"作为基本门槛，以省级政府统筹宏观调控为保障机制，通过"面向基层""定向培养"来确保合格全科医生真正"落户"。在政府统筹的背景下，校地协同、县管乡用解决基层全科医师培养与使用管理问题，加强基层医学人才职业发展的生态环境建设。

（三）宏观、微观双轨并行全方位改善全科医学人才政策激励

我国基层卫生服务的发展离不开政府的支持，但目前全科医生的激励保障政策仍不健全、不完善，缺乏系统性、整体性和协同性。因此，建立健全基层医疗卫生服务相关的政策支持应成为今后的工作重点。具体来说，政策体系的完善可以从宏观性的国家卫生政策结构调整和微观性的全科人才薪酬激励措施两个方面进行探索。

1. 宏观性的国家卫生政策结构调整

在宏观层面，国家政策结构性调整可以从资金投入、分级诊疗和医疗保险等方面的政策调整着手进行。

第一，调整资金投入结构，扭转卫生资源配置的倒三角格局。长期以来，我国卫生投入过多流向医疗大城市和三甲医院，形成倒三角形的卫生资源配置格局，仅是在城市的医疗资源配置中，医院虽然只占据了医疗机构的 7.3%，但是医疗总资产和医疗人员却分别占据了 80% 和 60%[24]，群众就医涌向大医院、乡镇医生就医者寥寥无几、医疗资源利用率低等"上热、中温、下凉"现象的形成是医疗资源过度集中造成的。针对上述现象，中央财政应该进一步加大财政的转移支付力度，重点是逐步在中西部以及部分财力薄弱的地区县及以下基层医疗卫生机构实现资金投入向基层医疗倾斜的方向转变。在资金投入向基层医疗倾斜的

调整过程中，亟须加大对基层医疗卫生机构硬件设施的投入力度，硬件支撑是完善基层医疗基础性建设的重点工程，必须为基层医疗卫生机构配备必要的医疗设备，我国医疗卫生机构床位 741.0 万张，其中基层医疗卫生机构 144.2 万张，仅占 19.5%[25]，床位严重不足，且多地基层医疗机构药品种类短缺，设备仪器不足，这种情况在乡镇卫生院更为严重[26]；在大数据时代，基层"互联网＋"医疗建设也亟须跟进，实现与县级及以上医院的数据联通，为首诊在全科、双向转诊提供有力的平台支撑。

第二，推进基层首诊制度建设。通过加强政策宣传和政策激励，分流部分病例，并鼓励常见病、多发病患者首先到基层医疗卫生机构就诊；构建多层次的契约服务，以个体和家庭为单位，并与全科医生签订服务协议，同时鼓励二级以上的医院医师采取以多点执业的方式，并以家庭医生的身份与居民建立契约服务的关系。此外，还强调加强对签约对象的健康管理，通过建立健康档案的方式，基于各地区、各区域的实际情况整合基本医保、基本公共卫生服务等资金，并按照人头付费、购买服务的方式对其进行相应的补偿。

目前，在英美等发达国家，全科医生首诊制是通过法律法规来刚性约束的，而我国也可以学习借鉴，通过政府立法、人大立法形式，以条例或办法等地方性法规对基层首诊制度加以明确。

第三，发挥医疗保险政策的"杠杆"调控作用。具体来说，各类医疗保险政策，如职工医保、居民医保和新农合等，要体现分级诊疗的政策导向，引导老年病、常规性疾病以及慢性病等去基层社区或者家庭医生进行诊疗，以提高城乡基层医疗卫生机构就诊报销比例为切入点进行政策设计。为先到签约医生或当地基层医疗卫生机构首诊且符合转诊标准的患者，及时办理转诊手续并依据各地实际情况提高报销比例；对没有实行基层首诊直接转诊就医的患者，逐年降低报销比例，逐步形成未经转诊不予报销的制度。

第四，完善医疗服务价格体系，充分发挥价格政策的牵引作用，引导患者理性选择就医地点和就医机构，有效发挥价格的杠杆作用。物价部门根据本地区行业特点和医疗现状，按照医院不同等级，合理确定基础性医疗服务的价格梯度，同时根据技术发展、疾病诊疗基本需求和服务项目成本变化，建立医疗服务项目和价格实时动态调整机制，有效引导群众基层就诊和优势资源下沉。

2. 微观性的全科人才薪酬激励措施

在微观层面，全科人才薪酬激励措施可以从薪酬支付方式、绩效考核和职业发展等方面进行探索。

第一，完善全科医生薪酬支付方式。当前我国基层全科医生的工资主要采取基本工资与绩效工资结合的方式，且多表现为总量控制。2009 年《关于公共卫生与基层医疗卫生事业单位实施绩效工资的指导意见》发布，意见指出了绩效工资又分为基础性绩效和奖励性绩效，两者的比例为 7 ∶ 3 或者 6 ∶ 4[27]，奖励性绩效在医生薪酬中占比偏低，奖励性绩效基于全科医生的绩效发放且绩效工资不能超过财政部门的核定总量[28]；而国际上则通行采用按人头、按服务项目和按绩效支付的混合支付方式。目前，我国在学习借鉴国际成熟经验的基础上，可以尝试医保支付方式改革、全科医生薪酬制度改革等路径实现基层医疗卫生机构工资水平增长。在医保的支付方式上，则依托人头付费制，而对于有条件的地区，可以尝试将签约居民的门诊基金按照人头支付给基层医疗卫生机构或家庭医生团队，而对于首诊在基层，但是因为病情原因需要经全科医生按规定转诊的患者，则可以通过基层医疗卫生机构或是家庭医生团队，按照一定的比例支付转诊费用。同时，对全科医生薪酬制度进行改革并完善，实施全科医生收入按照"医疗服务收入扣除成本并按规定提取各项基金后主要用于人员奖励"的改革思路，从而合理设定基层医疗卫生机构绩效工资总量，让全科医生工资水平与当地县区级综合性医院同等条件的专科医生工资水平持平。此外，不断推进家庭医生签约服务，将家庭医生签约服务收费纳入该团队所在基层医疗卫生机构收入组成部分，同时也可用于人员薪酬分配。

第二，设计并完善科学合理的全科医生绩效考核指标。若想充分发挥全科医生的薪酬激励效应，系统、科学地设计全科医生的绩效考核指标体系是关键。绩效考核的指标体系应当以建立多层次、可考核的评价机制为核心，全科医生绩效考核指标体系的构建也可以从服务流程、服务结果两个维度出发，进而形成全科医生绩效计量的评估标准；同时，在加强签约服务质量考核上，重点突出服务对象健康状况和居民满意度，并将考核结果与收入挂钩。上海长宁区的做法值得借鉴，具体来说，该区围绕管理评价、工作评价和效果评价三大维度进行指标设计：管理评价维度主要围绕团队管理、签约服务数量进行指标设计，主要包括团队组建、工作规范、居民签约率、签约服务率等；工作评价维度主要围绕服务质量进行指标设计，主要包括患者的基本医疗服务、慢性病患者健康管理、疾病患者康复指导、出院随访等服务质量等；效果评价维度主要指居民满意度等，上述指标均是约束性指标，和全科医生收入直接挂钩。同时，配套设立分级诊疗、医疗费用控制、健康管理效果等指导性指标。另外，目前相关试点城市提出"签约服务质量"等考核指标标准不明确，在下一步工作中应加强对"签约服务质量"等指标研究，细化量化考核标准，提升实际考核的可操作性。

第三，国家有关部门需出台一些专项政策鼓励和支持全科医生的职业发展和晋升途径。目前各地根据本地区的实际情况本土化探索创新性做法。如上海市提出，全科医生在社区卫生站工作且规培合格后，可以直接参与卫生专业中级技术资格考试，考试合格后可直接聘任中级职称；而获得中级职称的全科医生在远郊连续工作满10年，经考核认定无误后可以直接取得副高级职称[29]四川省提出，经过住院医师规范化培训合格的本科学历的全科医生，到基层参与相关工作能够享受的待遇与临床医学、中医硕士专业学位的研究生的待遇同等[30]。江苏省则将编制政策面向全科医生倾斜，统筹调度县域内事业编制，并基于地区实际医疗需求动态调整基层医疗卫生机构编制数额，针对难以核增编制的地区，探索实行区域内编制总量管理、统筹调剂使用，从而对基层医疗卫生机构的需要提供保障，对管理人员与编内人员的同工同酬进行备案[31]。重庆市在对全科医生的激励政策上，在中级职称方面与上海市做法类似，但是不同的是，在高级职称申报时，外语成绩可不作为其申报条件，并且对科研成绩没有硬性的规定，而是更加看重对临床工作能力的评价，并以签约居民数量、接诊量、服务质量、群众满意度等作为职称评审的重要依据；在申报高级职称时，实行单独分组、单独评审的方式[32]。

多方协同推进我国全科医学教育发展是建设健康中国的必然要求，同时也是教育优先发展战略与健康中国战略的重要结合点，更是进一步深化医改、提高国家整体医疗服务水平和质量的基本国策。因此，全科医学制度所涉及的重大民生问题，不仅直接关系到人民群众最基本的健康需求，还关系到千家万户的根本利益。加强以全科医生为重点的基层医疗卫生人才队伍建设，创新人才培养模式，深入挖掘"国标省统、县管乡用"使用机制，让全科医学人才"下得去、留得住、用得好"，是国家深入实践健康中国战略、推进分级诊疗制度建立、深化医药卫生体制改革的关键。未来，需要把全科医学人才培养放在更加突出的位置，使基层医疗服务更加贴近民众的需要，切实保障民众的基本健康、切实改善中国"看病难、看病贵"的难题，真正体现全科医学教育作为居民健康"守门人"的高质量的教育标准，加快建设人民群众满意的基层医疗卫生队伍。

参考文献

[1] 韩启德.如何让医学变得温暖 [J]. 中国医学人文，2021，7（1）：1.

[2] 王一方.图说医学思想史之三：科学真理与医学真谛 [J]. 医学与哲学（人文社会医学版），2009，30（5）：79-81.

[3] REGNIERK, KOPELOW M, LANE D, et al.. 有效的继续医学教育活动：提高医生实践水平改善患者临床疗效 [J]. 中国继续医学教育，2012，4（2）：51.

[4] 谢向辉，申昆玲，王爱华.关于医学生岗位胜任力培养的几点思考 [J]. 继续医学教育，2015，29（6）：58-59.

[5] 杜治政.医学生的培养目标与人文医学教学 [J]. 医学与哲学，2015（11）：

1-6.

[6] GoveP.Webster's third new international dictionary (3rd) [Z].Merriam Company, Publishers. (U.S.A.) 1976.

[7] 王宇，张先福，吴学谦，等．英国与中国全科医疗绩效考核比较研究 [J]. 中国全科医学，2017，20（25）：3067-3071.

[8] 柯杨．21世纪中国医学教育改革再定位 [M].北京：北京大学医学出版社，2004：54-56.

[9] Translate by Francis Adams.The Aphorisms of Hippoctates, Aphorism 1[M]. Baltimore: Williams and Williams, 1939: 10.

[10] 刘虹，张宗明，林辉．新编医学哲学 [M].南京：东南大学出版社，2016：234.

[11] BUTLER R, COLLINS E, KATONA C, et al. Does a teaching programme improve general practitioners' management of depression in the elderly? [J]. Journal of affective disorders, 1997, 46(3): 303-308.

[12] 王健．全科医疗在健康保险体系中的地位和作用 [J].苏州医学院学报，2000，20（11）：971-972.

[13] 杨辉．全科医学是临床医学二级学科？ [J]. 中国全科医学，2010，13（10）：3127-3130.

[14] 国务院．关于建立全科医生制度的指导意见 [EB/OL] [2011-07-01]. http://www.gov.cn/zwgk/2011-07/07/content_1901099.htm.

[15] 张廷建主编．医学人文素养基础教程 [M].上海：上海交通大学出版社，2013：7-8.

[16] 张廷建主编．医学人文素养基础教程 [M].上海：上海交通大学出版社，2013：7-8.

[17] 线福华，路孝琴，吕兆丰．全科医生培养模式及其实施中相关问题的思考 [J]. 中国全科医学，2012，15（22）：2498-2501.

[18] 周卫凤，郭毅，潘敏.基于临床医学专业"3+2"助理全科医生培养的全科医学教育课程体系构建与研究 [J].齐齐哈尔医学院学报，2015（13）：1979-1981.

[19] 线福华，路孝琴，吕兆丰.全科医生培养模式及其实施中相关问题的思考 [J].中国全科医学，2012，15（22）：2498-2501.

[20] 米歇尔·福柯.临床医学的诞生 [M].刘北成，译.南京：译林出版社，2011：52.

[21] 卫生部办公厅.关于征求全科医生规范化培养标（征求意见稿）[EB/OL] [2014-06-16]. http://www.moh.gov.cn/publicfiles/business/ht-mlfiles/mohkjjys/s3594/201201/54012.htm.

[22] 崔树起.我国内地全科医学教育培训中存在的突出问题及其对策 [J].中华全科医师杂志，2015，14（1）：4-8.

[23] 袁贵仁.全面推进医教协同，加快构建中国特色标准化、规范化医学人才培养体系 [J].学位与研究生教育，2015（3）：7-8.

[24] 苏强，瞿佳，吕帆，等.全科医生的"国标省统，县管乡用"培养模式研究 [J].全科医学教育研究，2014（19）：2243-2247.

[25] 规划与信息司.2016 年我国卫生和计划生育事业发展统计公报 [EB/OL]. [2018-01-15]. http://www.nhc.gov.cn/guihuaxxs/s10748/201708/d82fa7141696407abb4ef764f3edf095.shtml.

[26] 医米调研.基层医疗机构用药报告出炉缺药是最大问题 [EB/OL].[2018-01-10].https://www.cn-healthcare.com/article/20160902/content-485360.html.

[27] 人力资源和社会保障部，财政部，原卫生部.关于公共卫生与基层医疗卫生事业单位实施绩效工资的指导意见 [EB/OL].[2018-08-30].http://www.ahwjw.gov.cn/rsc/stgl/201504/4ea6ad47ca604a54aa5542242dab8e34.html.

[28] 张丽芳，贾艳，吴宁，等.社区卫生综合改革对卫生人员激励机制的影响与对策 [J].中国卫生政策研，2012，5（9）：48-52.

[29] 上海市人民政府办公厅.关于本市改革完善全科医生培养与使用激励机制的实施意见 [EB/OL].[2020-07-19].http://www.shanghai.gov.cn/nw2/nw2314/nw2319/nw12344/u26aw58014.html.

[30] 四川省人民政府办公厅.关于改革完善全科医生培养与使用激励机制的实施意见 [EB/OL].[2020-07-19].http://www.sc.gov.cn/zcwj/xxgk/NewT.aspx?i=2018 0908091312-958642-00-000.

[31] 江苏省人民政府办公厅.关于改革完善全科医生培养与使用激励机制的实施意见 [EB/OL].[2020-07-19]. http://www.jiangsu.gov.cn/art/2018/7/16/art_46144_7743007.html.

[32] 黄瑛.探寻全科医生培养、使用与激励机制 [J].中国卫生人才,2018(8):52-57.

第六章

国外全科医学教育对我国的借鉴与启示

全科医生与患者之间需保持持久的联系，这就要求全科医生给予患者全面的照顾，而不是仅将患者作为一名单纯的被治疗者或是仅作为器官功能障碍的对象，且要服务诊疗家庭中所有成员。因此，培养高质量的全科医生是构建健康中国卫生服务体制的基础。在国外，全科医生的培养和专科医生的培养同属于精英式培养，实施的均是院校教育—毕业后教育—继续教育三段式、长周期培养，本章旨在借鉴国外全科医学教育的先进经验，构筑我国全科医学教育发展的远景规划。

第一节　国外全科医学教育的发展及对我国的启示

国外全科医学教育是从全科医学人才培养的源头进行顶层设计，将其纳入医学发展策略，以专业化发展作为其发展方向进行学科建设，提升全科医生的培训和教育质量要求，进一步完善全科医生的培养水平。以更规范的教育培养更优质的医生，促进更优质服务的提供，而优质医生的培养、优质服务的提供有利于提高全科医学被社会认可的程度，从而为全科医学赢得更广泛、更稳定的服务人群。根据发达国家相关的全科医学发展历程来看，国内全科医学制度的建立需逐步完善全科医学的院校教育—毕业后教育—继续教育，从而促进全科医学终身教育体系的健全。

一、国外全科医学教育的发展历程

（一）通科医生时代（1750—1890 年）

全科医学的前身是通科医生（general practitioners，GPs），早在 19 世纪以前就出现了，其为患者提供的医疗服务称为通科医疗（general practice）。由于当时的医疗水平低下，医院数量极少，所以通科医生鲜少在医院工作，绝大多数在社区开办诊所，独立行医。正因为通科医生扎根于基层，其看诊与自身生活都与社区居民紧密关联，能及时解决患者及其家庭一般性健康问题，所以通科医生能够普遍赢得社区居民的尊敬并在社区中享有崇高名望。直到 19 世纪末期，西方医疗服务的主导仍为通科医疗。

（二）专科化发展阶段（1890—1960 年）

19 世纪末 20 世纪初，随着科学技术的迅猛发展，自然科学异军突起，化学、生物等基础学科发展迅猛，为医学的科学主义化发展奠定了基础。此间，医疗卫生相关知识快速传播，医疗服务的中心逐渐由提供综合性服务的社区诊所转移至提供专科技术服务为特征的医院，专科医疗得以发展。该时期美国的医学教育有了快速而长足的进步：约翰·霍普金斯大学医学院首次在其附属医院的临床教学中使用专科分类的临床教学方法，并提出教研合一的改革思路，美国教育学家亚伯拉罕·弗勒斯纳（Abraham Flexner）对此做法大加赞赏，并以约翰斯·霍普金斯大学医学院为标杆，提倡专科化医学教育改革，于 1910 年发表了一篇具有划时代意义的考察报告——《美国和加拿大的医学教育：卡耐基教育促进基金会汇报报告》，之后美国各医学院校开始根据专科发展方向重新组织教学，医学教育自此走向专业化发展之路。二战之后，第三次科技革命促使医学专科化发展走向顶峰，科学技术主义在医学领域一枝独秀力压其他医学派系，人们对综合性医院与专科医生的崇拜日益加深，传统社区诊所中的通科医生备受冷落，通科医疗逐渐萎缩。

（三）专科与全科协调发展阶段（1960 年至今）

专科化的医疗服务其本身存在固有的内部缺陷，冰冷的技术主义、医学人文的淡漠，只见疾病不见人的专科医疗越来越受到业内外人士的诟病，此外，由于专科的过度细分，细化后的专业培养使得全科医生数量急剧减少且长期走低。预防保健、专科协调、预后康复以及心理性疾病等健康问题无人问津，强烈的基础性卫生保健需求使得医学界再一次将目光聚焦到了全科医生的培养上，不仅如此，过度细化的专科医疗还从根本上引起了医疗费用的不断攀升，这一情况已然同样给决策者敲响了警钟，政府部门认识到了初级卫生保健的不可替代性，采用各种方法推动初级卫生保健的发展。有了政策扶持，医学院校着手引入规范的全科医生培训项目，并进行资格认证，实现与其他专科医生的同质化培养，由此，全科医学与专科医学协同发展。在这期间，通科医生始终没有放弃对自身专业领域的坚持。1947 年，美国家庭医生学会（American Academy of Family Physicians，AAFP）成立——美国的家庭医生有了自己的组织，呼吁家庭医生实行专业化的培养方向，推广全科医疗服务模式为医学界和公众接受。1972 年，世界全科医学/家庭医生国立学院、大学和学会组织（World Organization of National Colleges，Academies and Academic Association of General Practitioners/ Family Physicians，WONCA），简称世界家庭医生组织成立，极大地促进了全科医学在全球的发展。目前，全科医学作为临床医学的二级学科已被广泛接受和尊重[1]。

二、国外全科医学教育的培养模式

在国外发达国家，各国根据自身国情和医疗需求的不同，全科医学教育模式也各有不同（表6-1）。

如英国的全科医学教育模式为"5+2+3"模式。首先，5年的学历教育阶段主要是进行医学基础性的知识学习，同时帮助学生建立全科医学概念和理念的认知，掌握全科医学的基本理论和专业知识。其次，2年的基础医疗培训是以实践技能培养为导向，帮助学生将知识运用到医疗实践，安排培训学员在包括全科在内的6个临床科室的进行轮转实习，促进学生对疾病诊疗、医患沟通与团队合作等相关内容的掌握。最后，3年的全科医学专业培训要求学生到教学医院与全科诊所各接受为期1年半的培训。在教学医院接受培训的1年半内，学生要轮转3个专科，并且在轮转过程中进行专科临床相关理论知识的学习与实践操作，同时发现自身在具体某项专科临床技能掌握的薄弱之处，并在之后的全科培训中加强培训；然后学生再到全科诊所接受1年半的全科专业培训[2]。

法国的全科医生培养时间长达9年，整个培养过程包括住院医师规范化培训，具体来说是3年的基础医学与临床实践、3年见习和3年住院医师，9年的学习生涯完成并通过博士论文答辩取得博士学位后才有资格成为医生。此外，还需完成6个月的全科诊所工作才能成为全科医生[3]。

美国的家庭医生培养模式为"4+4+3"模式，即4年本科的通识教育、4年医学院校教育、毕业后再进行3年的住院医师培训。美国的家庭生培养在进入系统的医学教育前需进行4年的大学本科教育，本科学习阶段结束且考试合格后才能进入下一阶段的医学教育；4年的医学院校教育阶段，前2年进行医学基础知识教育，后2年则进行各临床科室轮转，且以家庭医学、内科、外科、妇科、儿科等基础医学学科为重点轮转科室，所占培训学时较长；3年的住院医师培训是家庭医学的里程碑项目（family medicine milestone），有着严格的标准和训练内容，是真正成为家庭医生的必经阶段[4]。

澳大利亚全科医生的培养起点为两类，一是高中，二是本科，高中起点的全科医学学制为6年，本科起点的则为4年；毕业后需经过2年的职前培训，培训期满后受训学员可根据自身需求决定是否增修麻醉科或妇产科等专科培训，培训期限为 1 年，全部培训完结后则可取得行医执照，此阶段的实习医生有处方权；最后是为期 4 年的全科医学职业培训，到农村或偏远地区工作的全科医生需要再进行 1 年额外的培训，以便更好地为基层服务[5]。

表 6-1　部分发达国家全科医学教育培养模式情况

国家	培养模式	具体情况
英国	"5+2+3" 模式	5 年医学本科教育 +2 年基础医疗培训 +3 年全科医学专业培训
法国	"3+3+3" 模式	3 年基础医学教育 +3 年见习 +3 年住院医师培训
澳大利亚	"4+4+3" 模式	4 年本科教育 +4 年医学院校教育 +3 年全科住院医师培训
美国	"4+2+4" 模式	4 本科教育 +2 年职前培训 +4 年全科医学职业培训

三、国外全科医学教育的院校教育

欧美等国家的医学生教育具有生源好、起点高的特点是因为欧美等国将医学生的培养定位于精英化的教育。例如，在美国和加拿大，学生报考医学院校的必要条件是接受大学教育后，且招收的医学生早在大学三年级就已经确定了一门相关的临床专业方向。同时美国医学院的规模较小，进一步提高了美国对医学生的精英化教育以及美国医学生在社会上的地位。2018 年美国医学院校在校学生人数约 78 万，毕业学生人数约 22 万，按照当年全美 135 所医学院校计算，平均每所院校在校生 5700 余人，毕业生只有 1600 余人[6]。欧洲国家的生源起点虽然不像美国一样高（从本科开始），但是欧洲国家，如法国、英国等国家的医学生培养时间长、规模小，基础医学教育和临床实践教育年限虽有所不同但周期都较长，出口严格，属于典型的精英教育。英国目前共有医学院校 46 所，每年有 74000名毕业生，每所学校平均 1608 名；除牛津大学医学院采用六年制医学教育外，其他均采用五年制[7]。

国外大多数医学院校学科院系建制完整，设有独立的家庭医学院或家庭医学部进行专门化的教学管理。在教育时间方面，各国开展全科医学教育的时限不等，一般开设时限在 4 ~ 10 周。如英国的医学生被要求在本科的最后 1 年中接受为期 4 ~ 10 周的全科医生理论强化学习，从而提高学生的物理诊断与临床思维能力[8]。此外，由于国外特别重视医学生在社区服务中获取的知识和经验，还必须要求有 8 周的社区实习，强化全科医学的基本理念，学会以整体的思维模式处理相关的健康问题，加深医学生对全科医学的初步了解。如，澳大利亚的医学生要求在不同的学期到社区诊所进行常见病的诊疗和见习[9]。在教育内容方面，各国医学生全科医学教育的内容各有不同，但多涉及全科医学的基本概念、基本理论、提供服务的范围及特点、全科诊疗模式、医学人文等，以必修课和选修课的形式集中在医学生临床见习或实习的阶段进行。比如，美国哈佛大学医学院就要求医学生在毕业前一年必须保证 9 个月的社区基层医疗实践，在时间安排上必须保证每周都去社区基层学习相关的临床经验，跟随带教老师进行理论学习、病人诊疗以及与社区的联系等，达到全科医学基本理念的理解和对全科医生职业角色的认识[10]。澳大利亚的医学院校普遍开设全科医学基础课程，医学生一般以选修或必修的形式学习 6-8 周的社区医学课程，课程内容主要包括全科医学基本知识、基本原则，并以现阶段的卫生健康问题为重点随时更新课程计划，力求培养的全科医生能满足社区初级卫生保健机构的需要，领悟全科医学"以患者为中心"的理念[11]。

四、国外全科医学的毕业后教育

专科医师培训是医学生由学生转变为医生的关键培养环节，国外发达国家都有法定专科医生制度，医学毕业生必须参加相关专业的专科医师培训并取得合格证书才能具有独立行医的资格。全科医学作为临床专科之一，同样需要经过全科医学住院医师培训并获得合格证书才能成为一名能独立行医的全科医师。在大多数国家，大学附属医院、综合性医院、医疗中心在通过国家卫生主管机构以相关标准判定其是否具有开展相关专科培训项目的资质后，承担该项目培训的实施。国外全科医师培训项目的时间分配和内容设计依据不同国家的国情和国民健康状况进行设计，一般为 2 ～ 4 年。不同国家全科医学住院医师培训情况略有不同（表 6-2）。相同的是，在每个培训阶段的学习完成以后，医学毕业生需要通过国家统一的资格考试，在取得全科医师资格证书后方可获得独立行医的资格。

表 6-2　不同国家全科医学住院医师培训情况

国家	时限（年）	时间分配	培训方式	获得资质	培训经费	专门机构
英国	3	2 年	综合性医院临床培训	皇家全科医师专科学会会员	政府提供	英国皇家全科医生学会
		1 年	全科医师诊所培训			
美国	3	2 年	综合性医院或社区医院临床培训；社区诊所实习	全科医师资格	政府提供	美国家庭医生学会
		1 年	社区诊所临床培训			
澳大利亚	3 ～ 4	1 年	综合性医院临床培训	全科医师资格	政府提供	澳大利亚皇家全科医生学会
		2 年	社区全科诊所实习			
		1 年	针对性培训			

在英国，医学生在本科毕业后，需参加 3 年的毕业后培训教育并在培训结束后通过皇家全科医学院的考试，才能够获得全科医师的注册资格[12]。在接受的 3 年毕业后培训教育中，医学生被要求参加 2 年的综合性医院临床培训，最后 1 年则要求到具有教育经验的全科医师诊所培训，这 3 年中的培训经费则由政府提供。有着丰富经验的全科医师可以担任全科医学教师或监察官，在初级卫生保健信托委员会（Primary Care Trust，PCT）的受聘下监督并指导其他诊所的相关执业情况[13]。

在美国，医学生参加毕业后的全科医师培训项目需要向已经获得全科住院医师培训资格的医院提出申请，医院择优录取培训学员。美国的全科住院医生培训项目时限为 3 年，具体安排为：前两年主要在综合性医院或社区医院进行临床培训，但每个星期至少 3 天在社区诊所实习；第三年则全年在社区诊所临床培训。美国的全科住院医师培训目标明确，针对性强，重点训练学员的全科思维、全科技能和全科服务能力。在三年培训期内，学员每年都必须参加全国统一的阶段性考试，考试通过者才能进入下一阶段培训。培训期满后再参加全美统一的行医资格考试，合格后取得全科医师资格证书。

在澳大利亚，全科医师培训计划比美国更严格，培训时间为 3 ~ 4 年，培训内容主要是各类病患的综合与分类管理、疾病预防、健康保护与促进、家庭整体与其成员的长期保健、团队协作等基本知识与技能。具体的时间安排为：第一年在综合性医院进行临床培训，中间两年在社区全科诊所实习，对学员进行全科诊疗的实战训练，培养其解决实际问题的能力，最后一年则是专门为前往农村行医的全科医生进行的针对性培训，以培训急救、麻醉、妇产、土著居民原发性疾病等农村高发性疾病的知识和技能。完成上述培训后，参加澳大利亚国家考试，合格者即可获得全科医师资格证书。

各个国家都有官方授权的专门机构监督培训质量和负责考核，这些专门机构一般都是行业学会或者专业协会等非营利性的专业学术组织，如美国家庭医生学会、英国皇家全科医生学会、澳大利亚皇家全科医生学会等，这些组织负责制定人才培养标准、组织统一考试和颁发证书。

五、国外全科医学的继续教育

全科医学的继续教育是医生接受终身教育的最主要学习方式。不同国家对继续医学教育的要求不尽相同，但是全科医生在获得执业资格后参加继续医学教育是不同国家对全科医生的共同要求，旨在让全科医生不断接受新的理论知识、不断掌握新的实践技能，从而提高全科医生的服务水平（表 6-3）。

表 6-3　部分发达国家全科医学继续教育情况

国家	继续教育性质	要求
英国	非强制但鼓励继续教育并给予奖金	年度工作报告；每年约一个星期的继续教育；每年参加学术会议和脱产培训；每 3 年一次考核与评定
法国	强制并颁布《医学继续教育法》	每 5 年 250 个学分
美国	强制	每 3 年 150 个学分；每 6 年一次全国统考
澳大利亚	强制	每 3 年 130 个学分；相关考试与检测评估；每年参加学术会议；每年 4 周左右的脱产培训

　　在英国，全科医师的继续教育是非强制性的，但是国家从各个层面实施激励帮扶来促进全科医生的继续教育。在物质激励方面，对于达到学时数的全科医师可获得每年 2000 英镑的奖励。在教育形式方面，大学或学会负责设计继续教育强化课程的内容，英国皇家全科医生学院则会在每年举办暑假学院、学术会议、期刊俱乐部等；同时，英国许多非医学大学的相关课程和图书馆资源都会向全科医生开放。在考核制度方面，全科医生获得行医资格得以在社区开设诊所后，需要提交年度工作报告，还需要接受相关部门的核查与评定；平均每人每年需接受约一个星期的继续教育；每年需参加一定规模和等级的学术会议和脱产培训，且脱产培训的时间不少于一个月；每 3 年必须要通过英国国家医学继续教育的考核与评定，合格者才能更新注册状态，继续执业行医。

　　在法国，医生继续教育被法治化，明确规定了医生参加继续教育的义务和能力，并要求每名全科医生须每 5 年修满 250 个继续教育学分。而法国凭借实施强制医学教育与其他约束措施，推动了在职医生继续学习并不断更新理论知识，进一步推动了在职医生不断完善自身职业的发展能力[14]。

　　在美国，全科医生被强制要求参加继续教育。为保持医师执业证的有效性，全科医师需每 3 年获得 150 学分的医学继续教育；为继续执业，全科医师须每 6 年参加一次全国统一的全科医师资格再认证考试[15]。

在澳大利亚，全科医生要求每 3 年内获得 130 分，并通过国家组织的继续教育相关考试与检测评估，合格后才能够继续执业注册。同时，需每年参加一定时间的较高层次学术会议与每年 4 周左右的脱产培训 [16]。

六、国外全科医生制度的建立与发展

不同国家政府的政治意愿、经济社会发展状况、卫生体制、公众健康需求等影响着该国家全科医生制度的建立与发展。在二战结束后，许多国家和地区也从自身实际发展情况先后建立了不同的卫生健康体制，并在各自卫生体制的框架下建立了各具特色的全科医生制度。

（一）国民健康服务体制国家

在国民健康服务体制的国家中，以英国、澳大利亚和加拿大等国家全科医生制度最具代表性。英国是世界上最早建立全科医生制度的国家，该制度首先在英国设立主要原因是英国具备三个要素：社会分工的完成、卫生保健制度的建立以及全科医学专业的发展。首先，英国通过第一次工业革命完成了社会化大分工，直接划分通科医生与专科医生的职责边界，明确各自的医疗服务领域和服务内容，实现了建立全科医生制度的社会分工基础。其次，英国实施了国民卫生保健制度，将全科医疗服务制度化。英国的福利政策在第二次工业革命的发展下不断完善，英国政府也决定开始正式实施国民卫生保健制度。自此，英国政府将专科医生与通科医生的社会分工制度化，明确了通科医生的职业定位与服务领域，进一步明确其居民健康"守门人"的职责。最后，全科医生制度在全科医学专业的发展中不断得到巩固。1950 年，柯林斯（Collings）提出通科医师需要一个独立的学术团体来为其相关制定执业标准，进一步推动了教育和科研工作的发展 [17]。1952 年，英国皇家全科医师学会（Royal College of General Practitioners，RCGP）成立，负责全科医师规范化培训工作，进一步促进了全科医学的专业化发展方向。1968

年，RCGP 呼吁以独立学科的发展方向建设全科医学。1976 年，英国议会下院通过法案，将全科医师培养的模式确立，同时建立了新的管理机构。全科医师的专业地位在全科医学专业化发展下被进一步加强，全科医生制度的稳定发展得到巩固[18]。

之后，澳大利亚、加拿大等联邦国家效仿英国模式创建本国的全科医生制度。基本流程为专业化发展全科医学—确立全科医学的学术地位—提高全科医师的收入和地位—建立国民卫生保健制度—建立全科医生制度。全科医生在这些国家中均承担首诊和转诊服务，扮演居民健康"守门人"的角色。

（二）社会医疗保险体制国家

法国作为社会医疗保险体制国家的代表，虽在 20 世纪 50 年代开始逐渐探索并建立了全科医生制度，但是严格的全科医生转诊制度依旧缺乏，因此只能以医保政策的激励性质鼓励患者转诊。20 世纪初，法国建立社会医疗保险制度用以监管法国医疗服务，因为医生的行业规则由医生协会制定，他们拒绝政府导向的医疗干预，只愿接受医疗保险的监督[19]。与此同时，由于欧洲专科医学的日益强盛，通科医学逐渐边缘化，通科医生的社会地位日渐下降。20 世纪 80 年代，为了扭转通科医生日渐下降的社会地位，在全科医生工会的支持下，法国政府开始建立全科医生培养体系，提高了全科医生的培养质量与专业地位，同时采用建立社会医疗保险制度的方式让全科医生制度得以巩固和健全。法国倡导卫生体制改革之初，政府提出的"守门人"制度并未得到广泛响应，直至 21 世纪，法国再次以自由就医选择权改革为切入点，通过保险的激励机制推进"守门人"制度的建立[20]。法国没有建立严格的转诊制度，这与英国全科医生制度模式存在很大不同[21]。

（三）商业医疗保险体制国家

《弗莱克斯纳报告》问世之后，美国的专科医疗发展迅猛，通科医疗被边缘化，美国的家庭医生无法获得资格认证许可，无法在医疗市场竞争中占有一席之地。随着专科医疗模式的弊端日益显现，1960 年出现医生短缺、医疗服务成本高、医疗服务非人性化以及在农村与内陆地区出现卫生服务可及性低等问题，美国公众在医疗系统上积累的不满集中爆发[22]。美国政府开始探究是否需要建立全科医生制度。针对美国居民提出的尖锐问题和不断举行的游行示威活动，美国医师协会（American Medical Association，AMA）被迫作出回应，并于 1966 年一连发布了三份重要报告：米利斯报告（Millis Report）、福尔索姆报告（Folsom Report）和威拉德报告（Willard Report）。Millis Report 呼吁医生把患者作为具有复杂生命功能的整体去看待，而不是承载疾病的器官或系统……局部诊疗可能导致忽视致病源头，错失治疗机会；Folsom Report 提倡每位居民都应该配有能持续提供家庭医疗服务的医生，这种医生注重预防，能够认知导致疾病的非生物性因素的重要作用……他关注病"人"，而非疾病；Willard Report 根据美国国民的就医现状提出，当下美国须提供大量合适的家庭医生。相关报告的提出也标志着美国全科医生制度的不断建立。1969 年，美国专业委员会正式成立了美国家庭医学委员会，并确立了家庭医学专业的地位，让家庭医学得到了专业化的发展。家庭医学作为一个独立学科，历经半个世纪的发展，培养的家庭医生规模逐渐扩大成为医疗领域的一支强大力量[23]。目前，美国尚未在联邦层面确立家庭医生转诊制度，美国的商业医疗保险理论上可以支付强制纳入家庭医生转诊范围的医疗费用，但由于未建立家庭医生转诊制度，自然也就没有这种支付方式。可能有两种原因导致了美国目前的这种决策安排：在患者层面，患者对直接获取专科服务的机会十分珍惜；在私立部门层面，私立部门应顺应自然地推行国家卫生政策，强制以国家法令实施只会适得其反[24]。以上两种原因使得美国并没有将家庭医生转诊服务强制纳入保险支付制度，也未能建立家庭医生首诊制度，持续高速增长的医疗开支让医疗保险公司不堪重负。

七、国外全科医学教育对我国的借鉴和启示

（一）以满足公众医疗健康需求为目标，构建中国特色的全科医生制度

在我国经济社会快速发展的当下，人均预期寿命与实际平均寿命的大幅增长使疾病谱、死亡谱发生了极大的变化；老龄化速度的加快使疾病图谱不断趋向老龄疾病。随着当下对医疗健康服务需求的迫切增长，加快建立健全全科医生制度已刻不容缓。2011 年国务院出台《关于健全全科医生制度的指导意见》，进一步提出了健全全科医生制度对保障和改善城乡居民健康的迫切需要。

目前，我国全科医生与专科医生的服务领域并未明确划分，专科医生在医疗市场竞争中占有绝对的优势地位；医疗保险制度的杠杆作用未能充分体现，对医疗卫生健康体系的控制力不强，对医疗卫生资源的调控、对医院和医生群体行为的影响仍相对有限；居民对全科医疗的认知不足，对全科医生的信任度低，难以利用外源性因素促成全科医生制度建立。在此现状下，全科医疗根本无法以一己之力立足于专科医疗占主导地位的医疗市场，最终还是需要借助政府这只"看不见"的手，以满足人民群众医疗健康需求为目标，紧密结合我国国情和医疗行业本身的变化，构建一个系统化、全覆盖和较为完善的具有中国特色的全科医生制度。

（二）推动全科医学和专科医学的专业分工，加强学科建设

发达国家自从全科医学建立以来，学科体系逐渐完善，全科医生的功能发挥成为国家医疗保障体系的重要组成部分，全科医疗成为社区居民日常卫生需求必不可少的健康依赖[25]。欧美发达国家全科医疗与专科医疗服务领域的明确划分极大的促进了全科医生制度的建立及全科医学专业的发展。若基于分工理论的视角来看，随着科学技术的发展，全科医生和专科医生对各自诊疗领域的熟练度和治愈率会同步提升，但相对于其他行业领域的业务内容熟练程度则不断降低，治愈率也会不断下降，若转换医疗服务领域，就必然付出成本（比如资金成本、时

间成本等），换句话说，若不转换医疗服务领域，则自然无需付出此类成本，也就从另一个侧面获取了相应的利益。久而久之，全科医生和专科医生逐渐就会把注意力集中于各自服务领域上，分工随之形成，新的全科医学实践在分工的前提下可以不断将实践经验归纳凝练为相应的理论，用以完善学科，促进专业发展。因此，推动全科与专科的分工，明确划分各自的服务领域以加快促进全科医生制度的建立。

（三）健全全科医学教育体系

欧美国家完善成熟的全科医学教育体系是值得我们充分借鉴的，我国应该合理、有规划地鼓励和支持全科医学的发展，大力发展学历教育—规范化培训—继续教育"三位一体"的连续性全科医学教育体系，建设全科医生队伍。

在全科医学学历教育，即院校教育方面，主要存在专业教育不受重视、师资力量跟不上、实践基地少等问题。具体表现为我国设立全科医学教学机构的高等医学院校不多，只有首都医科大学、南京医科大学、温州医科大学等为数不多的医学院校设立了全科（家庭）医学部（系），全面开展全科医学的教育与研究。对比国外发达国家的学历教育阶段全科医学教育开展情况来说，欧美国家对全科医学教育重视程度比我国高很多，英、美、澳、加的大部分医学院校均设置了全科（家庭）医学系，专业化培养全科医学人才，独立设置全科医学课程；欧美国家的许多执业全科医师可以直接进入大学从事全科医学教学工作，不但弥补了全科医学师资薄弱的缺陷，而且可以将实际处理的全科医疗案例传递给医学生，让医学生在医学教育早期就能够对全科医学有一定的认知。学习并借鉴这些国家的成功经验，有利于全科医学在我国沿着专业化的方向发展，提高全科医学人才培养的质量，使之成为解决我国全科医学教育对医学生吸引力不足的有效方法之一。

在全科医生的规范化培训方面，欧美国家对完成学历教育的医学生，根据其意愿和国家需要进行专业分流，分为全科和专科等不同的培养方向，对于选择全科培养方向的医学生进行全科住院医生规范化培训。与国内不同的是，国外医学生专业分流的比例是由国家根据社会医疗保健的需求进行浮动控制，这在一定程度上保证了基层医疗队伍的充沛。此外，承担规范化培养的临床培训基地和社区培训基地不但要求有足够的师资力量、基础设施和经费来实施培训任务，还要有明确的教育目标和系统的培训计划。与之相比，我国的全科医生规范化培训开展时间不长，培训的名额分配、培训基地建设以及培训的规范化、制度化，仍需要进一步加强。

在全科医学继续教育方面，欧美国家无不要求全科医生进行持续的继续教育。全科医生在继续教育中，知识得到了更新、技术得到了进步、职业生命力得到了保证、职业周期得到了延长。而继续教育通过对现代化教学手段的充分利用，同时以学术讲座、网络教学、组会研讨等形式开展教学，有效控制了继续教育的培养成本并提高了相应的培养效率。我国全科医学人才的现状是人才质量不高、结构不合理，年龄偏大、学历水平和职称等级偏低。对全科医生进行持续性的继续教育，可帮助其及时补给前沿知识、精进技能水平，以提高全科医生的整体质量、促进学科的整体进步。美国全科医师继续教育"考核—再注册"的模式要求在职的全科医师每3年必须修满规定的学分、每6年对全科医师资格进行重新认证，值得我国进行研究与借鉴。合格者才能进行再注册，以约束性的刚性规定来鞭策全科医生的终身学习，培养其可持续的职业发展能力，保证全科医疗服务的质量。

（四）完善全科医疗服务与医保支付的衔接机制

根据英美国家的经验可知，按项目支付薪酬可以激励全科医生将患者留在其诊所，而按人头支付或工资制可能导致不必要的转诊[26]。由此可见，我国应当完善"基本医保＋混合付费"的全科医疗服务付费方式。具体来说，就是建立医保经费按人头支付签约服务费的补偿机制来提高基层全科医生的福利待遇，稳定全科医生的队伍，同时，把医疗保险的定点单位逐步扩展至符合条件的基层医疗卫生服务机构，这样有利于将分散的资金投入聚焦至关键环节，避免"1+1＜2"

的尴尬处境。此外，扩大医保项目的覆盖范围，增加项目的报销比例，将符合条件的全科诊疗项目纳入医保报销范围，扩大基层全科医疗项目的报销比例；针对慢性病患者的长期贵价药品使用需求，可给予额外医保政策补贴；对于群体庞大的人群的健康服务，如老龄人群、慢性疾病患者和残障人士等，可充分引导商业保险发挥补充作用。

第二节　我国全科医学发展的前景展望

全科医疗服务和全科医生制度对健康中国战略的实现具有重要作用，是健全基层医疗卫生服务体系、提高国民健康水平的民生工程。尤其是这场突如其来的新冠疫情，强力预警我们预防的重要性，基层全科是防治结合的重要枢纽，全科医学教育作为培养防治结合型人才的重要途径，其合理的发展规划和前景展望，是作为健康中国背景下现代医学教育发展的新趋势，为适应新医科建设的需要应运而生。

一、全科医学发展趋势分析

（一）健康中国战略的提出为全科医学发展带来强劲的推动力

健康中国战略的提出凸显了基层医疗卫生保健在国民健康中的重要作用，此次新冠疫情也暴露出我国基层医疗卫生服务体系的网底功能薄弱，基层人才队伍紧缺的问题。一直以来，我国采用的是以专科服务为主导的医疗卫生服务体制，专科医疗有其固有的内在缺陷——重控制、轻预防，以致面对大规模突发性公共卫生事件在第一时间无法控制事态规模。健康关口前移、筑牢基层篱笆、加强基层全科队伍建设已被提上重要的议事日程。基于此，健康中国战略的实施、医疗卫生体制的改革、基层社区卫生服务体系的建设都与全科医学的发展、全科医生的培养息息相关。建立健全基层卫生服务体系，是提高人民群众健康卫生状况、实现健康中国战略目标的迫切需要，从某种意义上讲，发展全科医学、培养全科医生已关系到医改全局的成败，关系到健康中国目标的实现与否。

1.确立全科医生制度法治化地位

全科医生制度法治化是建立和完善全科医生制度的必然走向。2011年，国务院常务会议上通过了建立全科医生制度的决定，这是我国全科医学事业发展的里程碑，会议上提出了建立的全科医生制度的内容范畴主要包括服务模式、培养目标、执业方式以及政策激励等。实施全科医生制度将依托医疗卫生保障体系，确立居民守门人的功能定位，建立全科医生首诊制度，打通双向转诊的制度壁垒，推出信息网络服务平台。全科医生制度是否能够成功，关键在于未来全科医生培养的系统化、规范化、制度化，而这些都需要确立全科医生制度法治化的地位。

2.建立社区卫生服务首诊、分诊及双向转诊制度

深化医疗卫生体制改革，强化基层医疗服务能力，扩大医保覆盖范围，将基层社区卫生医疗机构纳入医保定点单位，下沉一般性诊疗，逐步实现社区内首诊。以区域为单位，打通基层医院和综合性大医院医疗体制壁垒，构建分层次、立体化、上下互通的医疗卫生服务网络体系，以综合性大医院为依托、以社区卫生中心为基础，充分发挥综合性医院的技术优势和人才优势攻克疑难重症和技术瓶颈，社区卫生中心则将小病、常见病解决在基层，实现医疗资源充分利用，医疗职能充分发挥，形成"社区看小病、医院看大病、社区管康复"的医疗卫生服务新局面。各地要基于自身实际，结合当地经济发展状况和居民健康需求现状加快建立规范的双向转诊及分级诊疗制度：首先，要有组织机构保障，成立专门机构负责分诊及转诊的管理与协调；其次，以制度化的形式规范分诊、转诊的程序及标准，明确基层就医和转诊记录等相关规定，确保居民基层就医有法可依、有章可循；最后，大医院需担负起医学使命，充分发挥自身综合资源优势，为社区全科医生的提供高水平、具有可持续性和稳定性的规范化培训，延伸服务覆盖，保障基层人才的技术需求。

3. 探索公民参与监督社区卫生机制和全科医学服务

公民参与是公民社会成长的重要标志，也是促进医疗公平、提高国民整体健康水平的有效的途径。如何在社区内更好地培育社会力量，提升公民参与度，进而提高社区卫生服务的质量，一直以来都是一个值得研究的医学社会课题。浙江大学的一项中英合作研究项目，为这一课题提供了基础研究，为社区居民参与基层医疗服务探索了新的模式和途径。该项研究报告建议，为了充分调动社区居民参与基层全科医疗服务的积极性，提高全科医学的服务力，充分发挥医疗资源的效力，可尝试建立由社区居民自发组织的社区卫生居民委员会，这个民间组织可参考国外的非政府组织，该组织可以成为公众参与基层卫生服务管理的桥梁和平台，基于这样一种自下而上的公众参与机制的建立，让社区居民主动参与到基层卫生的决策中并对社区卫生服务进行监督，改变自上而下的传统卫生管理模式，实现扁平化的卫生决策方式，改善基层全科医疗服务力，提高政府的治理能力。

（二）医学教育改革为全科医学发展奠定人才基础

全科医学教育体系包括医学院校教育—毕业后教育—继续医学教育三个阶段。其中，毕业后教育是全科医学教育的核心。

1. 加强全科医学的学科建设

实现全科医学专业化的学科建设方向是保证全科医学人才的培养质量，实现高素质的全科医生的前提条件。全科医学的学科建设关涉三个核心要素，即独立的教学组织机构、结构合理的师资队伍和符合资质的实践基地。目前，我国仅有为数不多的高等教育机构设立了全科医学部（系），且总体上缺乏全科医学师资队伍。医学院校应充分整合医学资源、教学资源、社会资源和地方资源，多方合力，以专业化建设学科的标准系统构建全科医学的学科体系，只有学科建设完善、师资队伍精良、教学设施齐全才能保证学生接受的是真正的全科医学专业教育，而不是临床各科的大杂烩。

2. 改革高等医学院校的教育模式

新时代的全科医生要求在未来的职业岗位上具备团队精神、领导能力、研究分析与决策能力等职业素养，这些能力的获得要求医学生在培养过程中必须对以下能力进行重点训练，如协作沟通技能、组织管理能力、独立思考能力和果断决策能力等。上述相关能力的培养要求对医学院校现行的教育模式进行改革，在增加全科医学基础理论课程的同时还需要对全科医学社区的实践模式实行进一步的强化。新型全科医学教育模式在国内外全科医学教育实践的经验上进行了进一步的设计与修正，新型全科医学教育以"大健康"作为教育理念，以实现全科医疗的人性化为教育使命，在实现全科医生同质化培养的同时更关注培养医学生与患者建立互信、长期的紧密合作关系的能力。此外，能够以促进公民健康为工作的出发点是全科医生在从事未来医疗保健工作中需具备的职业能力，同时也要求全科医生在合理配置医疗资源的基础上，针对健康的重要问题以及健康问题的重要方面提出全科医学视角下的解决办法。

3. 完善全科医生的规范化培训

全科医生的规范化培养依据各国不同的国情、教育体制、医疗卫生制度以及全科医生功能定位而各具特色，《国务院关于建立全科医生制度的指导意见》提出的"5+3"一体化人才培养模式是我国未来全科医生培养的规范模式，即医学生须接受5年的医学本科教育以及3年的全科医生规范化（专业硕士）培养。在3年的规范化培养阶段中，是由医学生向医生转变的重要阶段，也是决定全科医生质量高低的重要因素之一，整个规范化培养阶段离不开师资和基地两个关键要素。师资，即是指教师队伍，主要包括理论、临床培训和社区实践三支教师队伍；基地，即是指对应于三支教师队伍的三个实践基地，包括临床培训基地、基层实践基地和全科理论教育基地，三类基地通过全科医学学科的系统规划，形成的全科教育联合体。全科医师规范化培养作为医学生身份转变的至关重要的一环，一直处于不断探索、完善、升级的发展过程中，为了进一步提升全科医生规范化培训的效果，除了要求培训机构提高培训质量外，还需要出台相关的保障机制和配套政策以保证培养效果以及效果的可持续性，这也是稳定人才队伍，提高基层健康服务力的关键举措。

4.建立全科医学的终身教育体系

医学作为一门经验科学，一直随着经验的更新而动态发展，从它诞生的那一刻起，就意味着从医者需要终生学习，终生精进。国外全科医生持续终生的职业化教育范式，就是全科医生走上职业岗位独立行医后依然有完整的、贯穿整个职业生涯的继续教育计划，并且教育过程和教育结果也有明确的考核标准，以保证医生的执业水平和执业质量。这个贯穿整个职业生涯的学习计划为每个全科医生设定了学习要求、学习内容并提供了对照指标用以评估学习的效果，以此激励全科医生不断更新知识和技能，保持自身可持续的职业发展能力。贯穿全科医生终身的学习就是全科医生的继续教育，其重要性远远超过其他行业，因为继续教育不仅保证了全科医生的业务能力，更重要的是它关系到广大人民群众的生命健康的福祉，关系到人民群众对美好生活的追求。

（三）数据网络建设为全科医学搭建信息化发展平台

数字化时代人们的生活方式和行为习惯已大大改变，信息技术跨越式的发展也使得现代医学的数字化趋势越来越明显，而医疗卫生的数据化建设是体量最大、涉及元素最多、关系最复杂的资源库，但从另一个视角来看，医学的信息化也是最有开发潜力、最有应用前景以及经济效益的领域。在信息全球化的大数据背景下，全科医生的职业素养中也需要获得能够利用信息和通信技术进行学习、捕捉信息、治疗管理患者及开展社区卫生保健工作。

在基层医疗服务体系建设中融入卫生信息化建设，赋予了全科医学全时空、全数字的新特点，不断推动了全科医疗革命性变化的发生。当下我国正在有效扩大居民健康档案数据库的建立，通过将居民健康的档案数据库与互联网载体相结合，实现居民个人健康全电子化存档，便于全科医生远程查看和调用，及时进行疾病的筛查、诊断和处理，通过对比以往健康档案的数据指标发现健康指标预警或高危人群跟踪，对指标异常的高危居民进行及时的健康干预和针对性医疗服务，切实做到早发现、早干预、早治疗，真正实现"治已病"到"治未病"的转变，由过去"发病管理"向现在"发现管理"转变。此外，全科医生依托互联网技术可以构建声像数据远程传输系统，针对复杂疾病可以及时与综合性医院的专科医生乃至专家教授进行远程会诊以及医学影像数据的辅助诊断等。

因此，构建基于居民电子健康档案为基础的大数据信息共享平台，可以最大限度地实现医疗卫生资源利用最大化，是全科医学信息化的必然趋势。

二、全科医学亟待研究的问题

（一）社区卫生服务绩效评价体系的研究

卫生服务的绩效评价是一个世界性的难题，因为绩效评价的结果直接关系到全科医生收入和分配机制的改革和实践，是医疗卫生体系改革的关键环节。我国目前正处在大医改的关键时期，在对基层卫生服务绩效考核体系的制定中需考虑基础医疗和基本公共卫生服务均衡发展，但如何设置"六位一体"社区卫生服务的各项具体指标的权重一直是卫生服务绩效评价体系设计的难点问题。此外，具备满意度的定量指标和定性指标如何设计？这些待解决和研究的课题一直都在探索之中，我们亟须在借鉴国外先进经验的基础上结合本土境脉设计相关的思路和经验、技术和指标，搭建符合我国国情的评价框架，构建符合中国实际的社区卫生服务绩效评价理论。社区卫生服务只有绩效量化才能设计公平合理的全科医生分配激励机制，进而实现全科医生制度实施的稳定性和可持续性。

（二）社区卫生服务质控与安全体系的研究

安全和质量是医疗卫生服务永恒的主题。从医学的角度看，质量主要包括技术质量和功能质量。所谓技术质量主要指疾病控制，如疾病症状减轻或者痊愈等；功能质量则是指就医体验，更多的是患者就医时的心理感受，如医生的交谈方式、等候时间、预约时间等。事实上，这两种质量还存在相互影响、相互转化的动态发展关系。建立社区医疗卫生服务质量控制与管理是对社区基层卫生服务中所有医疗环节进行全程质控、全环节评价、全过程监督和管理，其目的在于保证基层医疗的安全和服务的质量。而全科医生专业技术标准化水平的提高，服务功能的不断完善将有助于提高管理水平较为薄弱的基层社区全科医学的技术质量与功能质量。

因此，在全科医疗未来的发展蓝图中，社区卫生服务质控与安全标准体系的构建是亟待研究的课题之一，建立持续性监督和循环式评估的社区卫生服务安全和质控机制，是确保患者生命安全，卫生服务质量不断提升的必要举措。

（三）全科医学教育的适宜性和系统化研究

我国的全科医学教育由国外引入，自然承袭了国外全科医学教育的三段式教育体系，即院校教育—毕业后教育—继续教育。今后需要进一步思考的问题是，这种模式的适宜性问题，换句话说，就是这种三段式的全科医学教育在未来中国的发展中是否能继续适合未来中国的国情？是否符合未来中国全科医生职业成长的规律？如果未来这种模式能够继续符合中国国情，也符合全科医生职业生涯成长的规律的话，那么三阶段是否能够再进一步地融会贯通，从而更具承前启后的系统性和规律性？全科医学教育的三阶段有各自不同阶段的教育目标、教学内容、考核标准和评价机制等教育要素，这些不同阶段的不同教育要素之间是否存在关联？存在怎样的关联？怎样的系统设计可以在宏观方面将三阶段有效融通，在微观层面将不同教育要素有效关联，实现全科医学教育整体功能的充分发挥？在开展全科医学教育各阶段重点研究同时，还需要关注全科医学教育与大医学教育整体布局的逻辑关联，研究全科医学教育与其他专科教育之间衔接的连续性问题。

参考文献

[1] 杨辉，SHANE THOMAS，COLETTE BROWNING，等 . 从澳大利亚等西方国家全科医学发展史引发的思考 [J]. 中国全科医学，2007，10（11）：864-867.

[2] 彭凯月，庞雪芹，姚宏伟，等 . 英国全科医学教育体系及其对我国全科医学教育发展的启示 [J]. 中华医学教育杂志，2015，35（2）：307-309.

[3] 刘侃，刘钰晨 . 法国全科医学现状、教育制度及对我国的启示 [J]. 中国全科医学，2017，20（1）：6-9.

[4] Accreditation Council for Graduate Medical Education.The family medicine milestone project.Joint initiative of ACGME and the American Board of Family Medicine [EB/OL].[2017-12-11].https://www.acgme.org/Portals/0/PDFs/Milestones/FamilyMedicineMilestones.pdf.

[5] 许冬武，郑铭豪，陈正方，等 . 澳大利亚全科医学人才培养体系的现状与启示 [J]. 中国高等医学教育，2016（4）：16-18.

[6] National Center for Education Statistics 2019 Digest of education statistics. [EB/OL]. [2019-11-08]. https://nces.ed.gov/programs/digest/2019menu_tables.asp.

[7] Higher Education Statistics Agency. Graduates outcomes by subject area of degree and activity[EB/OL]. [2019-11-08]. https://www.hesa.ac.uk/data-and-analysis/graduates/releases.

[8] 吕慈仙，李学兰 . 国外全科医生培养方式及其对我国高等院校的启示 [J]. 中国农村卫生事业管理，2012，32（8）：779-782.

[9] 钱卫国，沈义方 . 德、法、英在职医学教育及全科医学发展考察 [J]. 中国卫生事业管理，1998（9）：501-503.

[10] 冀涛 . 中美全科医师培养方式的对比分析 [J]. 中国全科医学，2012，15（31）：3642-3644.

[11] 李志旻，曹书杰，李天庆.澳大利亚社区服务与全科医生培养对中国公共卫生事业的借鉴意义 [J].中国医药，2009，13（6）：78-80.

[12] 邢岩.中英全科医学教育现状的比较与思考 [J].卫生软科学，2010，24（1）：80-83.

[13] 王岚，杜亚平.中英全科医疗服务模式的比较与探讨 [J].全科医学临床与教育，2011，9（3）：241-245.

[14] 徐静，周亚夫，葛运运，等.国外全科医学教育和全科医生培训情况分析及启示 [J].中国全科医学，2013，16（27）：3155-3158.

[15] 马家驹.美国的全科医生制度 [J].医院管理论坛，2010，27（3）：52-53.

[16] 杨辉.澳大利亚的全科医生持续职业发展——以服务质量保障和患者安全为主题 [J].中国全科医学，2008，11（13）：1125：1129.

[17] PETCHEY R. COLLINGS Report on general-practice in England in 1950—unrecognized, pioneering piece of british social-research[J]. British medical journal, 1995, 311(6996): 40-42.

[18] GREGORY S. General practice in England-an overview[M].London: The King's Fund, 2009.

[19] Historique de la Formation des Médecins Généralistes[M].2013.

[20] COMTE-SPONVILLE F. Etude sur l'évaluationdesmatres de stage universitairesen stage ambulatoiredeniveau1 à l'Université Pierre et Marie Curie[D]. Univer-Site PierreetMariecure (Paris 6), 2013.

[21] KRONEMAN M W, VAN DER ZEE J, GROOT W. Income development of general practitioners in eight European countries from 1975 to 2005[J].BMC health services research, 2009, 9(1): 26.

[22] STEPHENS G G. Family medicine as counterculture1979[J].Family medicine, 1998, 30(9): 629-636.

[23] CANFIELD PR. Family medicine: an historical perspective[J]. Academic Medicine, 1976, 51(11): 904-911.

[24] STEVENS RA. The Americanization of family medicine: contradictions, challenges and change, 1969-2000[J].Family medicine, 2001, 33(4): 232-243.

[25] 胡传来 . 紧抓全科医学学科建设推动全科医学人才战略 [J]. 实用全科医学，2008，6（3）：221-223.

[26] KIRSCHNERPA, DE BRUYCKERE P. The myths of the digital native and the multitasker[J].Teaching and teacher education, 2017, 67(67): 135-142.

第七章

结 语

　　随着国民经济水平的不断增长，人们生活水平和医疗卫生水平都在不断提高，与之相伴随的则是医疗投入和医院规模的大幅度增长，理论上来说，在医疗基础设施和医疗技术水平都趋于完善的前提下，国民健康水平应该与该前提呈现正相关的发展态势。但令人费解的是，国民健康水平并未因医疗卫生投入的增长和国民经济发展的进步而正向发展，国民健康消费需求与单一医疗生产供给之间矛盾依然突出，以至于"看病难、看病贵"这一社会顽疾一直无法根治。对于这种现状，人们问责于医疗卫生方式，或者说，对现行的医疗卫生体制提出了巨大的质疑。其实不然，国民健康问题的顽疾一直无法根除并非是医疗资源供给不足，也未必全是医疗供给方式出现偏差，而是人们的健康理念狭隘了，或者说，我们人为扩大了医疗应用的范畴，让医疗独自来支撑或主导整个健康事业而造成的。基于此，国家从战略的高度将国民健康建设提升至国家发展的重要任务，健康关口前移，强调生命全周期、健康全过程的"大健康"理念。健康中国战略的提出实现了国民健康理念的根本性变革，健康已经不仅仅是传统狭隘的疾病控制而是由个人健康催生出的整个国家和社会的完满健康状态。在健康中国战略的投射效应下，基层医疗的重要性凸显出来，基层医疗卫生人才队伍的现状以及建设成为新时代的新课题。

对于我国来说，全科医学及其人才培养的历史依托有限，因为从总体上看来，它探讨的是半个世纪以来的全科医学教育及其方法的发展。健康中国战略提出后，在"大健康"和"大医学"的交叠影响下，新时代的全科医学呈现出新的异质性，在独特的方法论的指引下构建其具有自身特色的理论基础，即，在"大健康"理念的话语体系下进行全科医学学科理论建设和全科医学人才培养体系的改革重建，以"整体医学"作为学科的逻辑起点，树立以患者为中心的临床思维模式，以"科学—人文"主义作为理论基础，实现培养卓越式全科医学人才的教育目标。

具有中国特色的全科医学教育经过"3+2"人才培养模式和基层在岗医生的转岗培训等教育模式的探索实践，最终明确了"5+3"一体化人才培养模式才是培养高质量全科医生的基本模式，它无疑以绝对连贯的方式保证了全科医学人才培养质量的根本性转变和培养目标的方向性变革，是全科医学教育遵循的一种新的培养范式。通过对比以"3+2"人才培养模式为代表的 Y 大学和以"5+3"人才培养模式为代表的 X 大学的人才培养效果，以实证分析的研究方式再次证明了"5+3"一体化人才培养模式的历史必然性。

在"大健康"的新时代背景下、在"5+3"一体化人才培养框架下，全科医学教育重新厘定了各教育元素的逻辑关系，建构了全方位、系统化的全科医学教育体系：基于全科医生作为居民健康守门人的战略定位，确立全科医学的学科特点和职业定位，根据培养"知识结构全面、专业技术能力强和具有人文关怀的全科医学人才"的培养目标构建顶层设计；以卓越式全科医学人才为导向，按照"扎实临床、服务基层"的课程理念，构建全科医学"岗位胜任力"模型、设计"系统整合式"课程体系、"三位一体"实践教学体系和具有中国特色的"系统化、标准化"临床技能培训。基于全科医学人才"培养和使用"一体化的大培养框架，在培养与使用的应对关系中，倡导建立全科医生专业认证制度的同时，进一步创新"国标省通、县管乡用"的全科医生管理和使用机制。

全科医生的高质量培养及其制度的建立是在健康中国战略和"大健康"理念叠加效应下的时代产物，是新时代国民健康发展的必然选择，是医学教育发展的必然规律。健全基层医疗卫生服务体系是提高基层医疗卫生服务水平的基础工程，是缓解"看病难、看病贵"现象的基础环节，是决定生活幸福与否，实现每个国民真正意义上健康的关键和重点。全科医学教育的发展和全科医生制度的建立作为培养国民健康守门人的重要途径，是人类真正需要的更全面的健康保障体系，对健康服务和保障供给这些真正意义上的健康建设和促进提高将起着不可替代的作用。放眼"大医学"思路和发展模式，对全科医学及其服务进行合理的发展规划，创建具有中国特色的全科医学理论体系和人才培养计划，构建"大健康"保障体系，推进"大健康"产业实践，是作为健康中国背景下现代医学教育发展的新趋势。也唯有如此，我们才能化解这场旷日持久的抗击疾病的战争以及医疗危机和健康危机。